Erinnerungsschrift

aus Anlaß des

25jährigen Bestehens der Stadtkölnischen Auguste-Viktoria-Stiftung

(Volksheilstätte) zu Rosbach a. d. Sieg

Unter Mitwirkung des Gesundheitsamtes
der Stadt Köln

herausgegeben von

Dr. Karl Krause

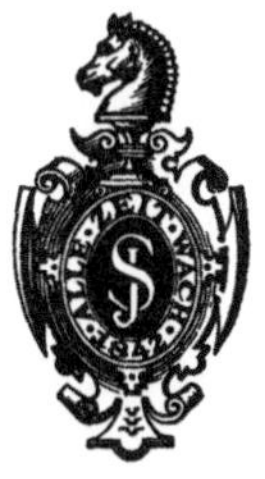

Springer-Verlag Berlin Heidelberg GmbH

1928

ISBN 978-3-662-27281-7   ISBN 978-3-662-28768-2 (eBook)
DOI 10.1007/978-3-662-28768-2

Inhalt.

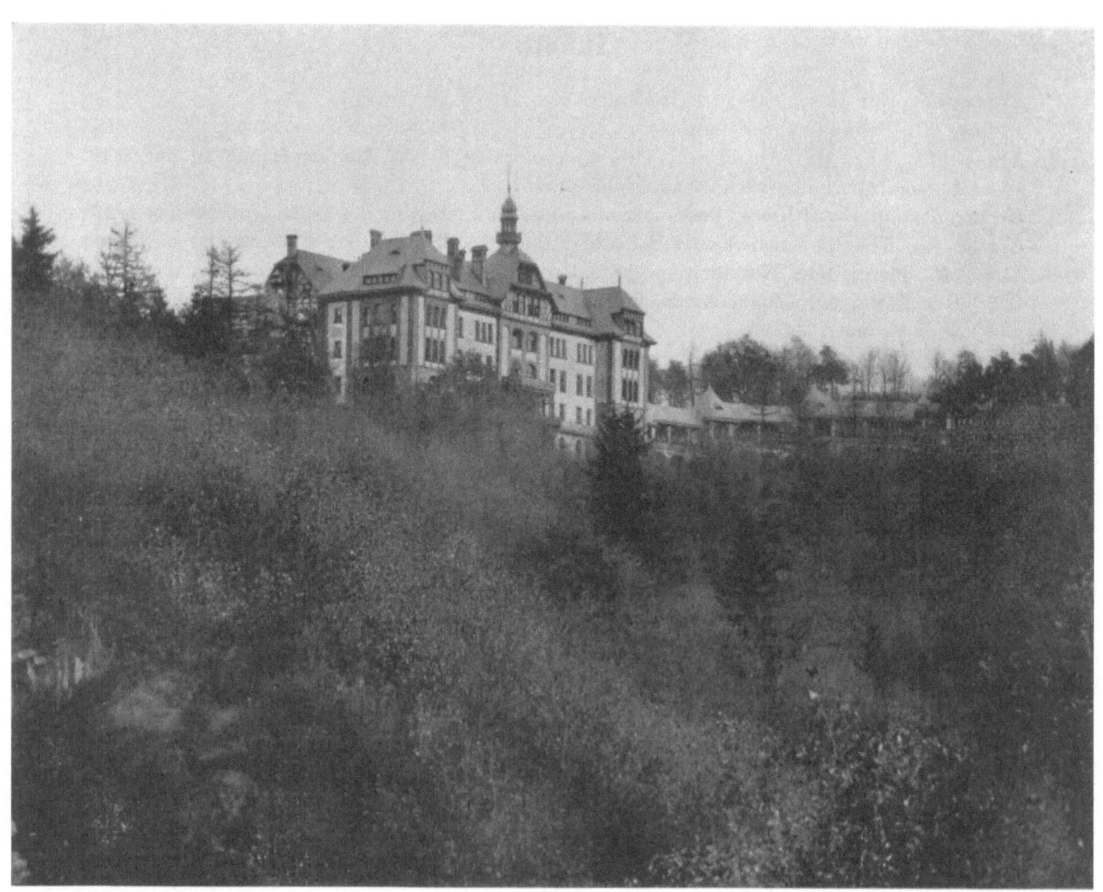

Südansicht.

Zur Geschichte der Heilstätte.

Von

Dr. K. Krause.

Fast soweit, wie unsere Kenntnisse in der Kulturgeschichte der Menschheit zurückreichen, treffen wir auf Spuren der Tuberkulose. Bis in die neueste Zeit forderte sie in ihrer verbreitetsten Form, der Lungentuberkulose, ihre Opfer in steigender Zahl, ungeachtet aller Bekämpfungsmaßnahmen, denen der Erfolg versagt bleiben mußte, so lange man über die Entstehungsursache der Krankheit noch im unklaren war.

Erst die Entwicklung der ärztlichen Wissenschaft in der zweiten Hälfte des vorigen Jahrhunderts brachte hier einen grundlegenden Umschwung. Sie regte *Hermann Brehmer* und seinen Schüler *Dettweiler* an, die Lungentuberkulose durch Schaffung günstiger physiologischer Bedingungen, welche sie in ihrer hygienisch-diätetischen Behandlungsmethode zusammenfaßten, in geschlossenen Heilanstalten auf klinischer Grundlage erfolgreich zu bekämpfen. Sie machte die Tat von *Robert Koch* möglich, und schuf so mit der Entdeckung des Tuberkelbacillus im Jahre 1882 und damit der Erkennung der Tuberkulose als einer Infektionskrankheit die wissenschaftlichen Grundlagen für ihre ursächliche Bekämpfung. So sehen wir, wie am Ausgange des verflossenen Jahrhunderts in der Ärztewelt an Stelle jahrhundertelanger Resignation eine lebhafte Beschäftigung mit der Tuberkulosefrage getreten ist. Geldmittel waren auf Grund der Einführung des Gesetzes über die Alters- und Invaliditätsversicherung sowie infolge der hohen wirtschaftlichen Blüte unseres Vaterlandes in reichem Maße vorhanden, und es fehlte nicht an Männern, die sich in den Dienst einer großzügigen Bewegung stellten, die als „Heilstättenbewegung" den sozialen Bestrebungen jener Zeit um die Jahrhundertwende ihren Stempel aufdrückte. Durch die Gründung des Deutschen Zentralkomitees zur Errichtung von Lungenheilstätten, dem auch die Stadt Köln beitrat, sollten alle Kräfte auf diesem Gebiet sozialer Fürsorge gesammelt werden. Neben dieser zentralen wurden allenthalben lokale Organisationen ins Leben gerufen.

In Köln hatte man sich schon seit dem Jahre 1898, besonders auf Anregung des Vorsitzenden des niederrheinischen Vereins für öffentliche Gesundheitspflege, Geheimrat Professor Dr. *Lent,* mit diesen Fragen beschäftigt und eine besondere Kommission mit den vorbereitenden Arbeiten für die Errichtung einer Lungenheilstätte für den Stadtbezirk Köln betraut. Am 15. III. 1899 fand dann auf Einladung des Oberbürgermeisters *Becker* im Isabellensaal des Gürzenichs in Köln die entscheidende Versammlung statt, in der im Beisein des Oberpräsidenten der Rheinprovinz und des Generalsekretärs des Deutschen

Zentralkomitees auf eine besonders warme Empfehlung von Geheimrat Professor *Leichtenstern* die Gründung des „Kölner Heilstättenvereins" erfolgte, mit dem Ziel der Errichtung von Lungenheilstätten für die Angehörigen der minderbegüterten Bevölkerungsklassen. Der Vorstand des Vereins wurde gebildet aus den Herren: Oberbürgermeister *Becker*, Vorsitzender; Beigeordneter *Piecq*, stellvertretender Vorsitzender; Geheimer Kommerzienrat und Stadtverordneter *Michels;* Generalkonsul Freiherr *Albert von Oppenheim*, Schatzmeister; Fabrikbesitzer und Stadtverordneter *Ernst Leyendecker*, stellvertretender Schatzmeister; Justizrat Dr. *Compes*, stellvertretender Schatzmeister; Dr. med. *Dormagen*, Schriftführer; Geheimer Sanitätsrat und Stadtverordneter Dr. *Lent*, stellvertretender Schriftführer; Sanitätsrat und Stadtverordneter Dr. *Joisten,,* stellvertretender Schriftführer. An Stelle von Oberbürgermeister *Becker* trat am 1. X. 1907 Oberbürgermeister *Wallraf*, an dessen Stelle am 18. X. 1917 Oberbürgermeister Dr. *Adenauer* als Vorsitzender des Kölner Heilstättenvereins. An Stelle des Beigeordneten *Piecq* trat am 1. X. 1900 Beigeordneter *Brugger*, an dessen Stelle am 20. V. 1905 Beigeordneter Professor Dr. med. *Krautwig* und an dessen Stelle am 1. X. 1926 Beigeordneter Dr. med. *Coerper* als stellvertretender Vorsitzender. Die Bausumme wurde teils durch freiwillige Beiträge, teils durch solche der Stadt Köln und des Deutschen Zentralkomitees aufgebracht und durch ein Darlehn der Landesbank, für welches die Stadtverordnetenversammlung in ihrer Sitzung am 23. VIII. des Jahres 1900 die Garantie zu übernehmen sich bereit erklärte.

Nicht leicht war die Wahl eines für eine Heilstätte geeigneten Platzes in nicht allzu weiter Entfernung von Köln. Nach langem Suchen und der Überwindung von mancherlei Schwierigkeiten entschied sich die aus den Herren Beigeordneter *Piecq*, Stadtbauinspektor *Kleefisch*, Justizrat Dr. *Compes* und Sanitätsrat Dr. *Dormagen* bestehende Kommission für ein von dem Bürgermeister der Bürgermeisterei Dattenfeld, Major a. D. *Petri*, angebotenes Gelände an der mittleren Sieg an ihrem rechten Ufer; ein Gelände, das in etwa 280 m Meereshöhe und 150 m über der Talsohle oberhalb des Dorfes Rosbach gelegen, mit herrlichem weitem Blick auf die gegenüberliegenden Höhen des Westerwaldes und hinunter in das liebliche Siegtal allen Anforderungen auch in klimatischer Hinsicht, wie wir heute rückschauend sagen können, vollauf genügt.

Den Bau hatte Herr Stadtbauinspektor *Kleefisch* entworfen, unter dessen Oberleitung auch die Ausführung stand. Am 14. III. 1900 wurde der erste Spatenstich getan, am 13. IX. 1902 konnte die Heilstätte in Gegenwart des Oberpräsidenten, des Regierungspräsidenten von Köln, des Oberbürgermeisters, vieler Stadtverordneter, Beigeordneter und zahlreicher Ehrengäste ihrer Bestimmung, 130 männlichen Lungenkranken Unterkunft zu bieten, übergeben werden. 14 Tage später wurden die ersten Kranken aufgenommen. Die Anstalt erhielt den Namen „Stadtkölnische Auguste-Viktoria-Stiftung (Volksheilstätte) zu Rosbach a. d. Sieg".

Am sonnigen Steilhang in reiner Südlage gelegen, bedingte das nach Süden und Südwesten stark abfallende schwierige Baugelände eine staffelförmige Anlage des Baues. Derselbe ist in der Weise gegliedert, daß das nach Süden liegende Hauptgebäude, welches die sämtlichen Krankenzimmer enthält, durch

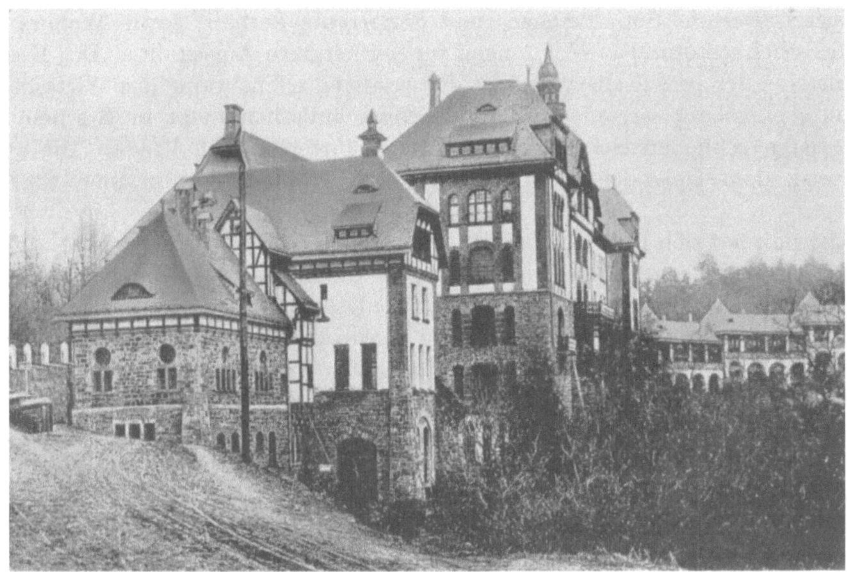

Westansicht.

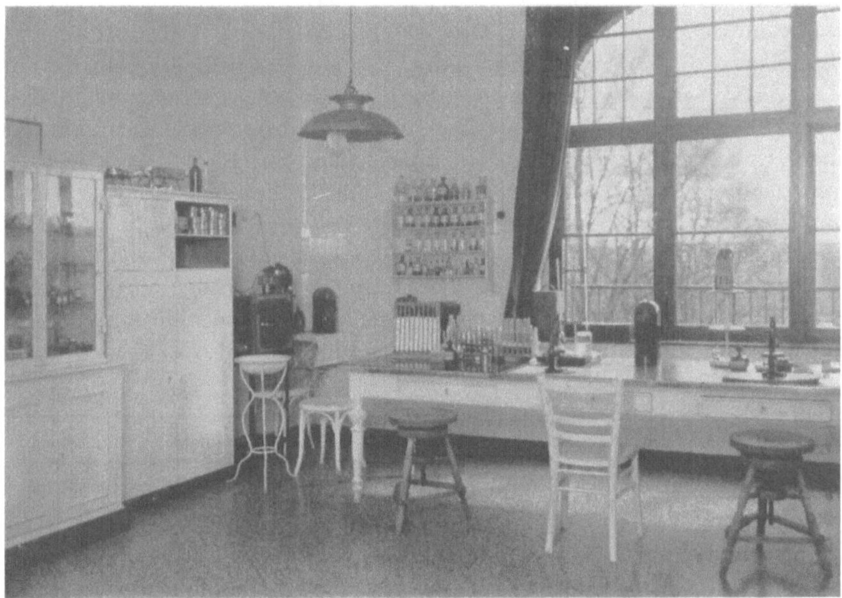

Laboratorium.

ein geräumiges helles Treppenhaus mit dem nach Norden liegenden Wirtschafts-
gebäude verbunden ist, in dem eine besondere Nebentreppe durch alle Geschosse
vom Keller bis zum Speicher führt. Im Westen schließt sich unmittelbar an das
Hauptgebäude ein Nebengebäude an, das die gesamte Heiz- und Kraftanlage,

Wäscherei, Desinfektion, Leichen- und Sezierraum enthält, sowie Wohnräume
für Unverheiratete und 2 Wohnungen für verheiratete Angestellte. Der Kessel-
schornstein, der praktischerweise in die westliche Giebelwand des Wirtschafts-
gebäudes eingebaut ist, tritt auf diese Weise äußerlich nicht in Erscheinung.
Nach Osten schließen sich die massiv ausgeführten Liegehallen an, die zwei-
geschossig dem Gelände folgend in vier mit Treppen verbundenen Staffeln
ansteigen.

Der Bau hat sich im Lauf der Jahre mit allen seinen Einrichtungen als durchaus zweckmäßig und allen Anforderungen durchaus entsprechend erwiesen.
Größere bauliche Veränderungen sind infolgedessen an dem Heilstättengebäude
auch nicht vorgenommen worden. Wohl führte das steigende Bedürfnis schon
in den ersten Betriebsjahren zur Einstellung von 12 weiteren Betten und auch
später, in den Jahren 1910—1912, konnte durch Verfügbarmachung weiterer
Räume die vorhandene Bettenzahl nochmals um 23 auf 165 Betten erhöht werden.
Damit war die Grenze der Erweiterungsfähigkeit erreicht.

Als erster ärztlicher Leiter wurde Herr Dr. med. *Theodor Weischer*, lang-
jähriger Assistenzarzt an den Kölner Krankenanstalten, vornehmlich unter
Geheimrat Professor *Leichtenstern*, zum Direktor der Heilstätte gewählt. Ein
Wohnhaus für den Direktor wurde 1906 in etwa 100 m Entfernung von der
Anstalt in landschaftlich hervorragend schöner Lage fertiggestellt. Als Wirtschaftsoberin wurde Frau Dr. *Pelzer* aus Köln gewonnen; das Personal der Heilstätte war ein rein weltliches. Als Herr Dr. *Weischer* am 1. VII. 1908 einem Ruf
als Oberarzt an die innere Abteilung des Antoniushospitals in Köln-Bayenthal
folgte, wurde an seine Stelle Herr Dr. med. *Karl Krause*, Chefarzt der Heilstätte
Frauenwohl bei Allenstein in Ostpreußen, früher 7 Jahre Assistenzarzt am Pathologischen Universitäts-Institut in Göttingen, an der Klinik von Geheimrat
Professor *Minkowski* in Köln und an der Stadtkölnischen Auguste-Viktoria-
Stiftung zu Rosbach a. d. Sieg gewählt.

Die Entwicklung der Heilstätte zeigte, wie ein Blick auf die Zusammenstellung der Krankenaufnahmen und Krankenpflegetage in den einzelnen Jahren
in Tab. 1 lehrt, bis zum Ausbruch des Krieges eine aufsteigende Linie, die dann
absinkt und erst 1920 die Vorkriegshöhe wieder erreicht.

Tabelle 1.

Jahrgang	Aufnahmen	Krankenpflegetage	Jahrgang	Aufnahmen	Krankenpflegetage
1902	228	11131	1915	632	45957
1903	721	44679	1916	695	51935
1904	735	50470	1917	779	54189
1905	754	51080	1918	829	48377
1906	682	49088	1919	814	49918
1907	777	51765	1920	949	54892
1908	787	51565	1921	923	54806
1909	793	52742	1922	735	47857
1910	880	54722	1923	448	28087
1911	916	54979	1924	933	47058
1912	1116	56960	1925	920	56392
1913	1202	58529	1926	839	52978
1914	737	40093	1927 bis 31.X.	516	32319

Der innere Betrieb wickelte sich im allgemeinen ohne Störung ab. Nur das Jahr 1909 brachte mit einer Hochwasserkatastrophe, von der das Siegtal am 4. und 5. II. heimgesucht wurde, auch der Heilstätte ernste Tage. Durch den Einsturz mehrerer Eisenbahnbrücken war die Anstalt 8 Tage lang von jeder Eisenbahnverbindung abgeschnitten, und noch wochenlang konnten der Krankenverkehr und auch die gesamte Güterzufuhr nur unter großen Schwierigkeiten und Mehrkosten, zeitweise auf weiten Umwegen, aufrecht erhalten werden. Glücklicherweise war eine Vergrößerung des Wasserhochreservoirs auf 150 cbm im Jahr vorher fertiggestellt worden, so daß bei Eintritt des Hochwassers ein Wasservorrat verfügbar war, der gerade für die Zeit von 3 Tagen reichte, während der

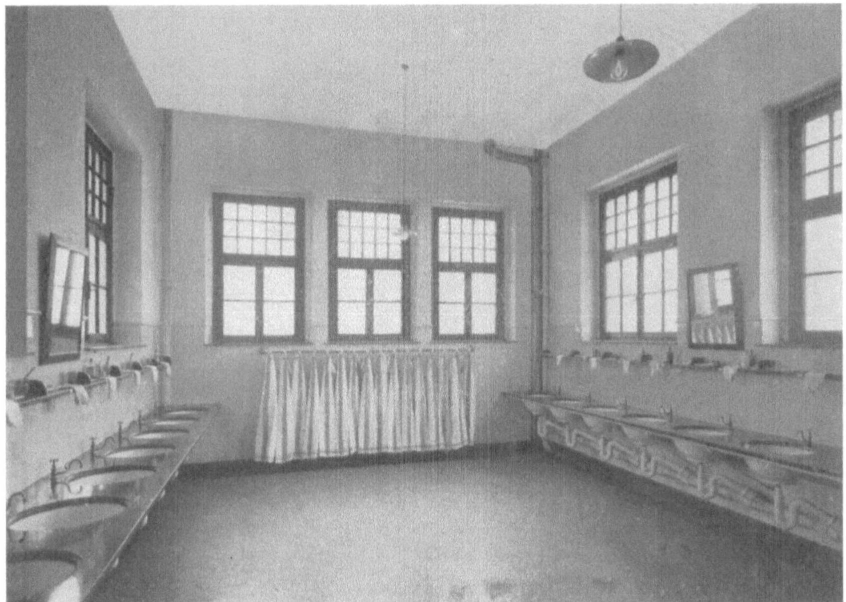

Waschraum.

die im Tal gelegene Pumpstation durch Überflutung außer Betrieb gesetzt war. Waren so die unmittelbaren Folgen der Hochflut immerhin in ein paar Monaten überwunden, so sollten sich im Lauf der Zeit mittelbar weit schwerer wiegende Folgen für die Wassergewinnung ergeben, die in dem trockenen Sommer des Jahres 1911 zum erstenmal merkbar in die Erscheinung traten. Es zeigte sich, daß die durch das Hochwasser verursachten Veränderungen im Flußbett den Anlaß zu einer Verlegung der Strömung und einer allmählichen Verlandung eines Siegarmes gegeben hatten. Dieser Siegarm, der das Gelände der Wassergewinnungsanlage der Heilstätte flußwärts begrenzt, dient aber als Anreicherungsgraben für den Grundwasserstrom, welcher von am Fuß des Berges angelegten Sammelgalerien aufgefangen wird. Ein allmähliches Absinken des Grundwasserspiegels und damit ein Zurückgehen der geförderten Wassermenge waren die unliebsame Folge; eine wiederholte Vergrößerung der Galerieanlage und mehrfache Landankäufe wurden im Laufe der Jahre erforderlich. Eine endgültige

Lösung findet die Frage, wenn der geplante Einbau eines Stauwehres in die Sieg ausgeführt sein wird, zu dem die Vorarbeiten gemacht sind.

Die während der Wasserkatastrophe als äußerst störend empfundene Abhängigkeit vom Kölner Gemüsemarkt und die umständliche Beschaffung des Gemüses überhaupt, ließen die Frage der Einrichtung einer eigenen Anstaltsgärtnerei auftauchen, um sich vom auswärtigen Bezug möglichst unabhängig zu machen und wenigstens einen Teil des Bedarfs selbst zu erzeugen. Dazu kam, daß es möglich gewesen war, in unmittelbarer Nähe der Heilstätte geeignetes Land zu erwerben, mit einem Brunnen, der genügend Wasser auch für einen größeren Gärtnerei- und Landwirtschaftsbetrieb zu liefern imstande war. Von

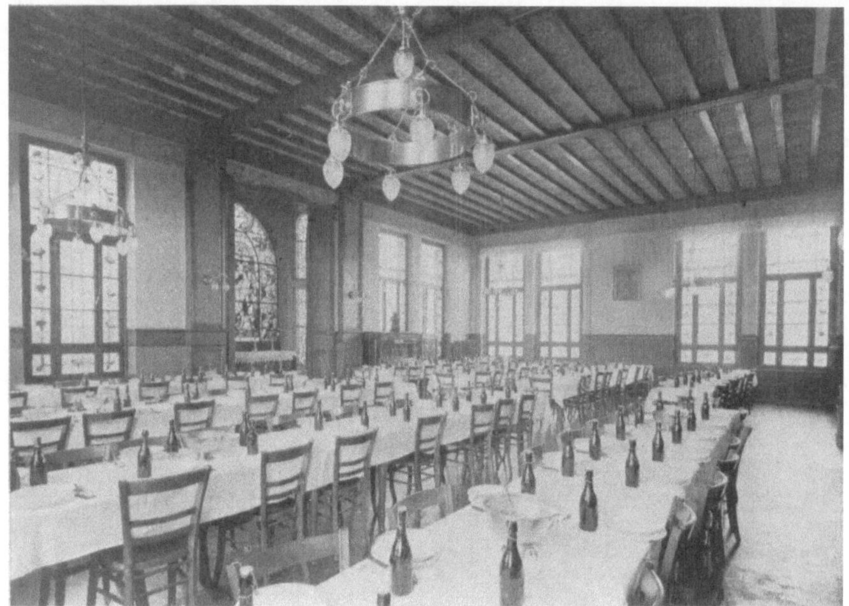

Speisesaal.

dem Dezernenten Herrn Professor Dr. *Krautwig* wurde der Gedanke mit Eifer aufgegriffen. Nach einer Ortsbesichtigung durch eine Kommission von Mitgliedern des Vorstandes des Kölner Heilstättenvereins am 14. XII. 1910, der auch mehrere Stadtverordnete angehörten, wurde die Anlage einer Gärtnerei beschlossen und der Bau in dem darauf folgenden Sommer 1911 ausgeführt. Gelegen sind die Anlagen nordwestlich von der Heilstätte in gehöriger Entfernung und durch dazwischen liegenden Wald von derselben getrennt, in gegen Ost- und Nordwinde geschützter Lage. Bis in seine letzten Lebensjahre galt Herrn Professor *Krautwigs* besonderes Interesse der Förderung und dem Ausbau dieses gärtnerischen und des später eingerichteten landwirtschaftlichen Betriebes, die während des Krieges und dann während des Ruhreinbruchs der Heilstätte unschätzbare Dienste leisteten, ja die Aufrechterhaltung des Heilstättenbetriebes während dieser Zeit überhaupt ermöglichten.

Die Bedeutung, welche die Entwicklung des Röntgenverfahrens immer mehr für das Gebiet der Lungenerkrankungen gewann, führte im Jahre 1911 zur Anschaffung einer Röntgeneinrichtung.

Am 14. X. 1913 verschied in Köln nach längerem Kranksein die erste Oberin der Heilstätte, Frau Dr. *Maria Pelzer*. Mit seltener Herzensgüte ausgestattet hatte sie ihr Amt seit Bestehen der Anstalt in wahrhaft mustergültiger und selbstloser Weise verwaltet. Ihr Tod bedeutete einen herben Verlust für die Heilstätte.

Jäh zerriß der Ausbruch des Krieges im August 1914 das internationale Band der Seuchenbekämpfung und damit die friedliche Entwicklung der Tuberkulosebekämpfung, in der unser Vaterland führend war. Drohend er-

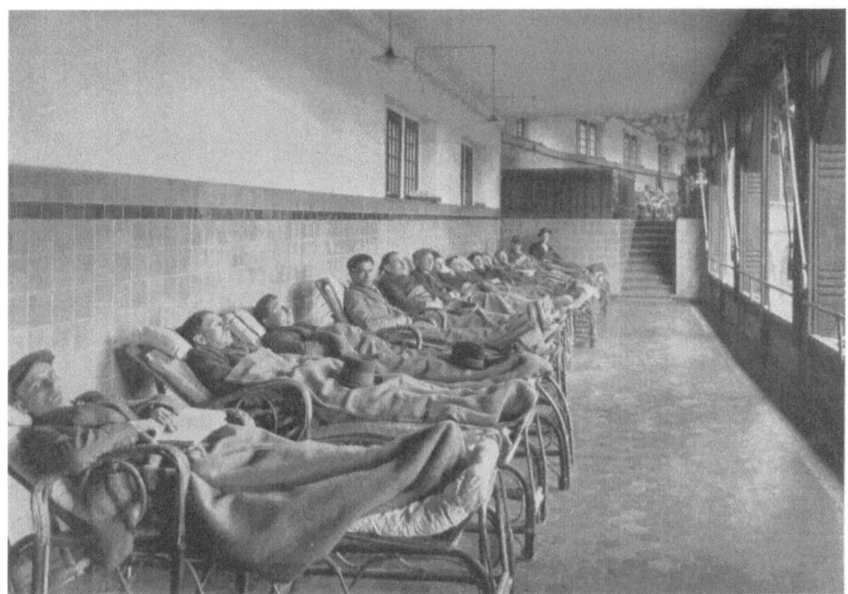

Liegehallen-Innenansicht.

hob sich die Gefahr der Vernichtung der Frucht jahrelanger, mühevoller und erfolgreicher Arbeit. Wenn auch die Gesundheitsbehörden in Reich, Ländern und Gemeinden der Anstaltsfürsorge der Tuberkulose volles Verständnis entgegenbrachten, so zeigte sich doch bald die Macht der Verhältnisse stärker als aller guter Wille. Fehlen von geschulten ärztlichen Hilfskräften, Ausfall der Fürsorgemaßnahmen, mangelnde Krankenhauspflege und zunehmendes Wohnungselend waren neben der mangelhaften Ernährung die Hauptgründe für das Anschwellen der Tuberkulosesterblichkeitsziffern sowie für die erhöhte Durchseuchungsgefahr. Unvergessen bleiben werden die sich immer steigernden Sorgen und Nöte, mit denen damals alle Anstalten zu kämpfen hatten, die, geschaffen dem Wohle und der Gesundung kranker Mitmenschen zu dienen, immer mehr die Möglichkeiten schwinden sahen, ihre Bestimmung erfüllen zu können.

Der Ernst der sich überstürzenden Ereignisse übte seine tiefe Wirkung natürlich auch auf die Heilstätte aus und hatte bald schwerwiegende Verände-

rungen zur Folge. Der größte Teil der männlichen Arbeitskräfte einschließlich
der Ärzte folgte sofort oder später dem Ruf zur Fahne. Von ihnen sollte der
Bureaugehilfe *Wilhelm Walper* nicht wiederkehren, er blieb auf dem Feld der
Ehre. Fast sämtliche Kranken verließen in den ersten Mobilmachungstagen
die Heilstätte, in der nur 16 bettlägerige Schwerkranke zurückblieben. Aber
allmählich hob sich die Belegung wieder, überstieg im Dezember 1914 die Zahl 100,
um nach der im Januar 1915 erfolgten Einrichtung einer Reservelazarettabteilung für lungenkranke Soldaten, die mit der Zeit auf 100 Betten erhöht wurde,
bis zum Kriegsende immer ziemlich auf der Höhe zu bleiben. Es folgten die
Jahre der sich immer schwieriger gestaltenden Verpflegung, der täglichen

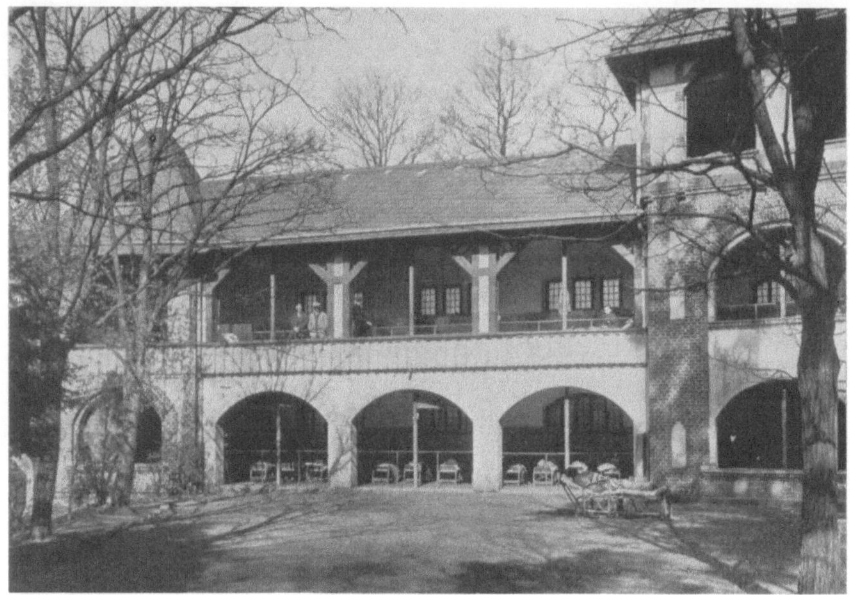

Liegehallen-Außenansicht.

Calorienberechnungen, die im Jahre 1917 mit einer Durchschnittstagesmenge
von 2980 Calorien den Tiefstand erreichten. Sie lehrten aber auch den Fehler
erkennen, der in der bisherigen Überschätzung der Calorienmenge, der Über-
ernährung lag. Eigene Gärtnereierzeugnisse sowie die tatkräftige Unterstützung
der Kölner Stadtverwaltung und des Kölner Roten Kreuzes ermöglichten für
die Folge eine ausreichende Ernährung der Kranken. Dagegen war der Mangel
an geschulten ärztlichen Hilfskräften nicht zu beheben. Die Assistentenstellen
konnten erst 1919 wieder besetzt werden. An die Reservelazarettabteilung war
ein Feldunterarzt bzw. ein Feldhilfsarzt kommandiert. Eine schwere Zeit brachte
auch die Grippeepidemie im Herbst des Jahres 1918, als zeitweise fast das gesamte vorhandene männliche und weibliche Personal schwer krank darniederlag.
    Dann kam der Zusammenbruch und mit ihm jene Verwirrung der Geister
in unserem Volke, die eine ärztliche Einwirkung oder Behandlung eine Zeit lang
unmöglich machte. Am 21. III. 1919 wurde die Reservelazarettabteilung auf-

gelöst. Die Zuspitzung der wirtschaftlichen Lage und die steigende Unsicherheit und Erschwerung der Verbindung mit der besetzten Kölner Zone beherrschten in den folgenden Jahren den Betrieb der Heilstätte. Dies kommt besonders in den Schwankungen im Zu- und Abgang der Kranken in den einzelnen Monaten zum Ausdruck, die aus Tab. 2 zu ersehen sind, während die in Tab. 3 zusammengestellten Pflegesätze den Währungsverfall veranschaulichen und dabei die bemerkenswerte Erscheinung in das Gedächtnis zurückrufen, daß eine allgemeine Aufwärtsbewegung der Preise schon vor 1908 eingesetzt hat.

Die im Jahre 1920 begonnene Erweiterung der landwirtschaftlichen Anlage mußte infolge der Geldentwertung unterbrochen und konnte erst 1924 weiter

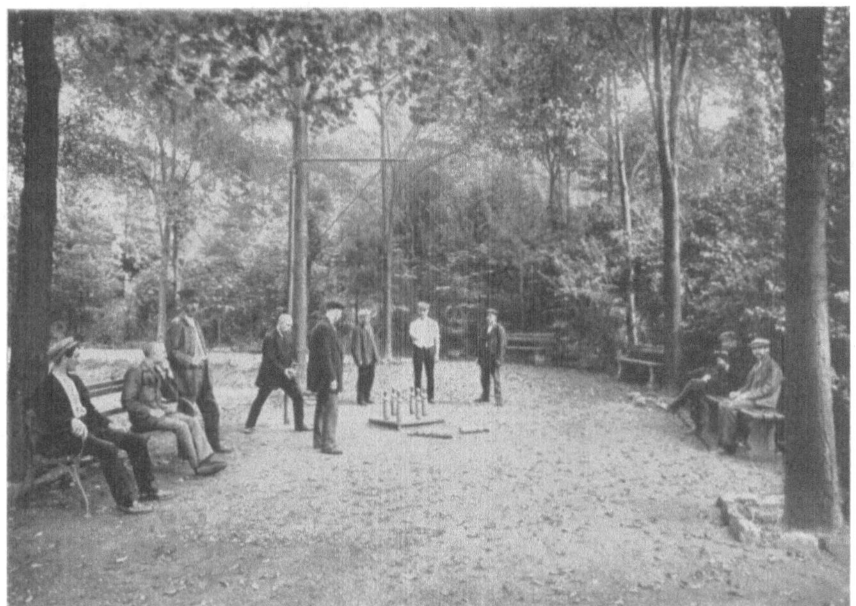

Beim Kegelspiel im Park.

und zu Ende geführt werden. Die Schwierigkeiten erreichten ihren Höhepunkt mit der verschärften Verkehrssperre bei dem Ruhreinbruch und dem zunehmenden Valutaelend im Jahre 1923, dem schließlich auch der· Betrieb der Heilstätte zum Opfer fiel. Als nach Weihnachten die Zahl der Kranken weniger als $\frac{1}{5}$ des Vollbestandes betrug und Aussicht auf stärkere Belegung für die nächste Zeit nicht vorhanden war, wurde der Frage einer vorübergehenden Schließung näher getreten. In einer außerordentlichen Sitzung am 8. I. 1924 entschloß sich der Vorstand und Verwaltungsrat des Kölner Heilstättenvereins schweren Herzens, die Anstalt vorübergehend zu schließen. Erleichtert wurde dieser Entschluß durch die dadurch geschaffene Möglichkeit, von Jahr zu Jahr aufgeschobene und immer dringlicher gewordene umfangreiche Erneuerungsarbeiten vornehmen zu können, die sich bei belegtem Hause nicht ohne empfindliche Betriebsstörung hätten durchführen lassen. So wurde die Heilstätte am 16. II. 1924 bis zum Frühjahr geschlossen und das Personal bis auf die unbedingt nötigen Arbeitskräfte entlassen.

In der Nacht vom 19. zum 20. II. brach in dem Direktorwohnhaus infolge eines Kaminbrandes Feuer aus, durch welches das Dach gänzlich und das darunter liegende Geschoß fast ganz zerstört wurden. Der sofort in Angriff genommene Wiederaufbau wurde so gefördert, daß die Wohnung im Sommer wieder bezogen werden konnte.

Da einmal die Bemühungen, einen vollwertigen Ersatz für die verstorbene erste Wirtschaftsoberin der Anstalt zu bekommen, nicht zum Ziel geführt hatten,

Tabelle 2.

Monat	1919		1920		1921		1922		1923		1924	
	zu	ab	zu	ab	zu	ab	zu	ab	zu	ab	zu	ab
April	63	32	68	49	79	70	85	77	50	34	—	—
Mai	56	58	75	75	87	81	67	83	44	41	86	5
Juni	25	72	59	71	71	79	114	102	111	50	96	26
Juli	119	57	91	81	99	88	80	76	30	73	81	73
August	72	66	90	83	95	91	90	95	69	79	79	80
September	74	75	57	61	83	83	77	83	48	63	84	84
Oktober	82	89	104	102	79	91	49	67	40	60	101	99
November	72	74	97	88	64	66	44	62	27	40	87	89
Dezember	76	79	52	105	47	85	37	65	11	39	58	77
Januar	26	72	107	60	53	42	34	29	13	14	98	82
Februar	81	48	78	84	67	58	30	43	5	36	83	81
März	69	64	71	83	99	75	28	28	—	—	80	79

Tabelle 3.   Aufstellung über die Tagespflegesätze.

Jahrgang	Betrag	Jahrgang	Betrag
1902—1907	Mk. 3,50	Ab 16. VI. 1923	Mk. 27 500,—
1908—1914	„ 4,—	„ 16. VII. 1923	„ 137 500,—
1915—1917	„ 4,50	„ 1. VIII. 1923	„ 550 000,—
Ab 1. I. 1918	„ 5,50	„ 16. VIII. 1923	„ 1 265 000,—
„ 1. VI. 1919	„ 7,50	„ 1. IX. 1923	„ 12 000 000,—
„ 1. XII. 1919	„ 10,—	„ 16. IX. 1923	„ 76 000 000,—
„ 1. I. 1920	„ 15,—	„ 1. X. 1923	„ 270 000 000,—
„ 1. VI. 1920	„ 20,—	„ 15. X. 1923	„ 2 500 Million.
„ 1. X. 1920	„ 25,—	„ 22. X. 1923	„ 11 000 „
„ 1. IV. 1921	„ 30,—	„ 29. X. 1923	„ 50 000 „
„ 1. IX. 1921	„ 40,—	„ 5. XI. 1923	„ 355 Milliard.
„ 1. I. 1922	„ 55,—	„ 12. XI. 1923	„ 785 „
„ 1. IV. 1922	„ 90,—	„ 19. XI. 1923	„ 2 990 „
„ 1. VIII. 1922	„ 150,—	„ 26. XI. 1923	„ 5 500 „
„ 1. IX. 1922	„ 215,—	„ 10. XII. 1923	„ 4 600 „
„ 1. X. 1922	„ 300,—	„ 17. XII. 1923	„ 4 200 „
„ 1. XI. 1922	„ 550,—	„ 21. I. 1924	„ 3,90 Billionen
„ 15. XI. 1922	„ 750,—	„ 4. II. 1924	„ 3,70 „
„ 1. XII. 1922	„ 1 100,—	„ 3. III. 1924	„ 3,80 „
„ 1. I. 1923	„ 1 650,—	„ 1. IV. 1924	„ 3,80 „
„ 1. II. 1923	„ 2 700,—	„ 9. IV. 1924	„ 4,00 „
„ 15. II. 1923	„ 4 000,—	„ 30. IV. 1924	„ 4,10 „
„ 15. III. 1923	„ 7 500,—	„ 14. V. 1924	„ 4,20 „
„ 1. IV. 1923	„ 8 000,—	„ 28. V. 1924	GM. 4,10
„ 15. V. 1923	„ 11 000,—	„ 1. XI. 1924	RM. 4,40
„ 1. VI. 1923	„ 13 700,—	„ 1. VIII. 1925	„ 5,30
		„ 1. IV. 1926	„ 6,—

und da sich ferner bei der zunehmenden Zahl schwerer Kranker in dem Krankenmaterial der Heilstätte der Mangel an geschultem weiblichen Krankenpflege-
personal fühlbar gemacht hatte, war in einer Sitzung des Vorstandes und Ver-
waltungsrates des Kölner Heilstättenvereins am 4. II. 1924 beschlossen worden,
Wirtschaftsführung und Krankenpflege den Schwestern von der Regel des
hl. Augustinus aus der Severinstraße in Köln zu übertragen, die dieses Amt auch
in den übrigen städtischen Krankenhäusern und Kliniken ausüben. Eine Änderung in dem Charakter der Heilstätte sollte jedoch damit nicht verbunden sein.
Wegen eines Hausgeistlichen sollte mit dem Generalvikariat in Verbindung
getreten werden, damit von diesem jeweils für einige Monate ein erholungsbedürf-

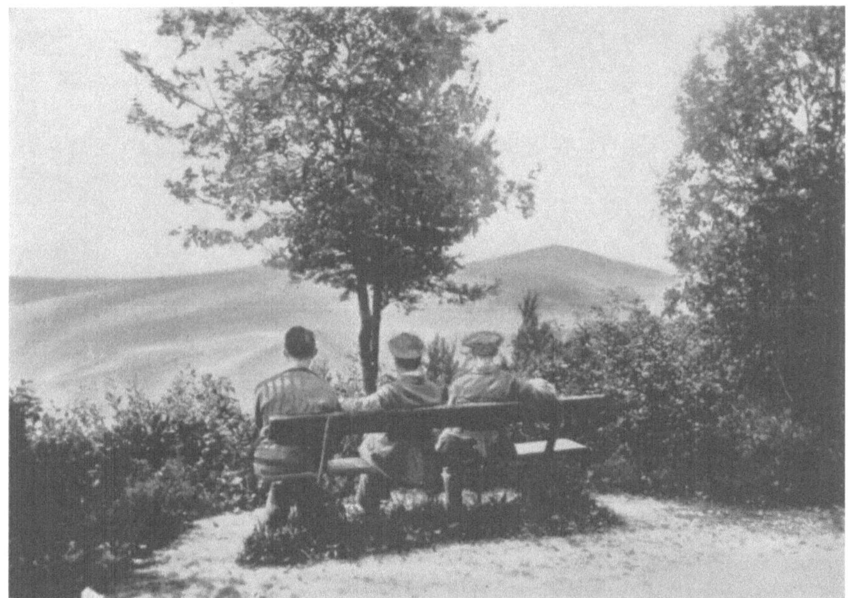

Spaziergang.

tiger Geistlicher zur Verfügung gestellt würde. Am 1. V. fand die Übernahme
des Dienstes durch die Schwestern statt.

Die Zahl der Aufnahmegesuche hatte sich inzwischen derart gemehrt, und
die geplanten Arbeiten waren so weit beschleunigt worden, daß die Heilstätte
am 16. V. ihre Tore wieder öffnen konnte.

Ohne wesentliche Störung hat sich seitdem die Heilstätte weiter entwickeln
können wie in der Vorkriegszeit, wenn sich auch, dem Fortschritt der Zeit entsprechend, manches gegen früher geändert hat.

Seit 1919 trat eine Änderung in der Einweisung der Kranken ein, insofern,
als die Landesversicherungsanstalt Rheinprovinz, die der Heilstätte bis dahin
als Hauptkostenträger den weitaus größten Teil der Kranken überwiesen hatte,
nachdem verschiedene rheinische Heilstätten in ihren Besitz übergegangen waren,
nur noch ein knappes Drittel der Kranken überweist, und zwar handelt es sich

dabei um alle Versicherten des Kölner Bezirks, für welche der „Verein zur Verpflegung Genesender" in Köln das Heilverfahren einleitet. Die anderen zwei Drittel werden durch Behörden, Wohlfahrtsämter, Knappschaftsvereine usw. eingewiesen, ein Teil sind selbst zahlende Kranke.

Das Zusammenarbeiten mit der städtischen Lungenfürsorgestelle, die alle für die Heilstätte bestimmten Fälle aus dem Kölner Bezirk voruntersucht, hat sich als vorteilhaft erwiesen, sowohl was die Abkürzung der Wartezeit auf das geringste mögliche Maß betrifft und die Auswahl der geeigneten Krankheitsfälle, als auch was die spätere Beobachtung und Befürsorgung der Entlassenen angeht, die sich alle nach ihrer Rückkehr aus der Heilstätte bei ihrer Fürsorgestelle melden müssen.

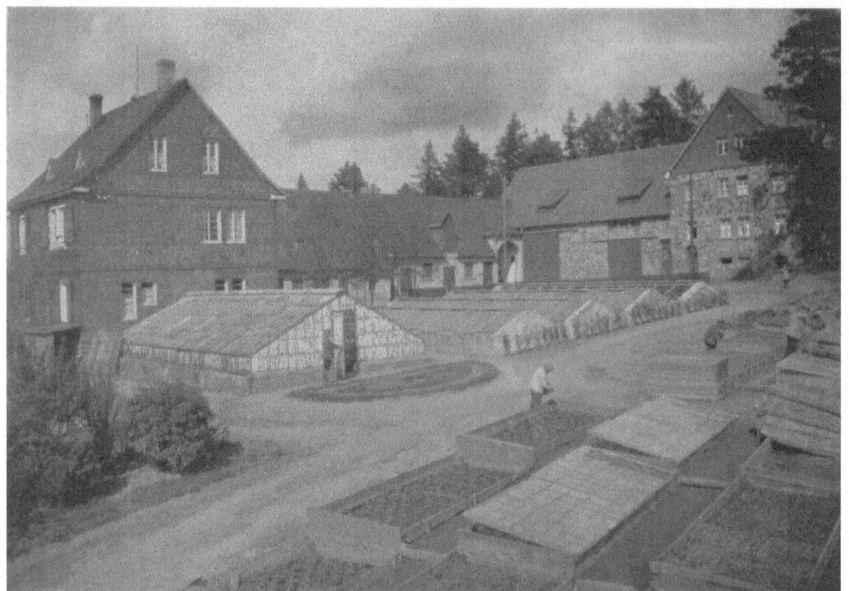

Gärtnerei und Landwirtschaft.

Die bedeutsame Entwicklung des Fürsorgewesens, die den Fürsorgegedanken auf das Land hinausgetragen hat, eröffnete der Heilstätte, die ihre Einrichtungen selbstverständlich in den Dienst der Fürsorge stellte, neue dankenswerte Aufgaben. Sie bildet den Mittelpunkt für die Lungenfürsorge des südlichen Teiles unseres Kreises.

Voll schmerzlicher Trauer gedenken wir des am 26. IV. 1926 erfolgten Ablebens des Herrn Beigeordneten Professor Dr. med. *Krautwig*. Als Dezernenten des städtischen Gesundheitsamtes und als stellvertretendem Vorsitzenden des Kölner Heilstättenvereins war ihm fast 21 Jahre lang, darunter die schwere Kriegs- und Nachkriegszeit, die Verwaltung unserer Kölner Volksheilstätte unterstellt. Viel verdankt die Heilstätte seinem stets hilfsbereiten und tatkräftigen Interesse.

Mit Genugtuung ist zu erwähnen, daß der Wechsel des männlichen Anstaltspersonals ein verhältnismäßig recht geringer war. Betriebswerkmeister *Lenz* und Oberpfleger *Schröder* stehen seit 25 Jahren, Büroinspektor *Kraus* seit 22 Jahren, Schlosser *Seelbach* seit 20 Jahren, Betriebsobergärtner *Sauritz* und Hausmeister *Hermes* seit 18 Jahren im Dienst der Heilstätte, und auch von den übrigen kann noch ein Teil auf eine 10jährige bzw. fast 10jährige Tätigkeit an der Anstalt zurückblicken.

Das zur Heilstätte gehörige Gelände wurde im Lauf der Jahre von 12 Hektar auf rund 63 Hektar (252 Morgen) erweitert. Davon sind etwa 10 Morgen Garten- und Parkanlagen, 12 Morgen stehen in gärtnerischer Nutzung zur Gemüse- erzeugung und 50 Morgen sind teils als Weideland, teils als Ackerland in land- wirtschaftlicher Bearbeitung. Das Übrige sind zusammenhängende Waldungen.

Die Wirtschaftseinrichtungen erfuhren der Neuzeit entsprechende Um- änderungen, die maschinellen Kücheneinrichtungen und Dampfkochkessel wurden erneuert, die veraltete Kühleinrichtung wurde durch eine moderne Kühl- anlage ersetzt, und der Anschluß an die bestehende Überlandzentrale zur Ver- billigung der Kraftgewinnung hergestellt. Von den vorhandenen 2 Dampf- und Dynamomaschinen blieb je eine als Reserve erhalten, ebenso die Akkumulatoren- batterie. Neben den wirtschaftlichen erfuhren auch die ärztlichen Einrichtungen eine fortschreitende Vervollkommnung. Die Beschaffung eines Projektionsapparates ermöglichte es, die regelmäßigen aufklärenden Vorträge durch Vorführung ge- eigneter Lichtbilder wesentlich eindrucksvoller und belehrender zu gestalten. Zu der schon vor dem Kriege geübten Ausnutzung des natürlichen Sonnenlichts zu Sonnenbädern trat die künstliche Höhensonne; die alte Röntgeneinrichtung wurde durch eine neuzeitliche Anlage mit Bestrahlungsmöglichkeit ersetzt. Ferner wurde ein Raum zur Vornahme der notwendigen chirurgischen Eingriffe geschaffen, deren Anwendung heute unbedingt zum Rüstzeug bei der Behandlung verschiedener Formen der Lungentuberkulose gehört, und auf die eine Heil- stätte nicht mehr verzichten darf, wenn sie ihren Zweck weiter erfüllen will. Denn wenn auch heute noch die Brehmer-Dettweilersche Heilmethode mit ihrer Hebung der biologischen Abwehrkräfte unter Anwendung natürlicher Heilweisen den Grundpfeiler jeder Anstaltsbehandlung der Lungentuberkulose bilden muß, so zwingt doch das gegen früher anders geartete Krankenmaterial, in dem die Zahl der schwerer Kranken erheblich zugenommen hat, zu einer aktiven Therapie in dem oben erwähnten Sinne.

Diese notwendige Umstellung der Heilstätten in der Richtung der Tuberku- loseklinik und die große Erweiterung ihres Pflichtenkreises ist eine Folge der fortschreitenden wissenschaftlichen Erkenntnis von dem Wesen der Tuberkulose. In der Entwicklung der Heilstätten spiegelt sich so die Entwicklung der Tuber- kuloseforschung der letzten Jahrzehnte wieder. Sie müssen dieser Entwicklung Rechnung tragen, wenn anders sie die hervorragende Stelle behaupten wollen, die sie in der großen Kampforganisation gegen die Tuberkulose inne haben, denn sie sind dazu berufen und in der Lage, neben allgemeiner Klinik, Kranken- haus und Fürsorgestelle außer der Behandlung ihrer Kranken, was immer ihre vornehmste Aufgabe bleiben wird, auch an der Lösung wissenschaftlicher Fragen mit zu arbeiten.

Der Wunsch, für schwerer Kranke kleine Zimmer mit eigenem Liege- balkon zur Verfügung zu haben, und die günstigen Kurerfolge, die wir bei

solchen Kranken schon seit Jahren immer wieder beobachten konnten, ließen
den Gedanken an einen schon vor dem Jahre 1914 geplanten, durch den
Krieg vereitelten Erweiterungsbau der Heilstätte in den letzten Jahren wieder
erneut aufleben. Zumal, wie oben erwähnt wurde, eine aktivere Therapie heute
in manchen Fällen noch mit Aussicht auf Erfolg versucht werden kann, denen
man früher machtlos gegenüberstand.

Der Beschluß über den Erweiterungsbau war in einer Sitzung des Kölner
Heilstättenvereins am 15. VII. 1925 gefaßt worden. In einer Sitzung am
18. II. 1927 konnte dann die Ausführung des Baues beschlossen werden, nach
dem die schwierige Frage der Baukosten geregelt war, und der preußische Minister

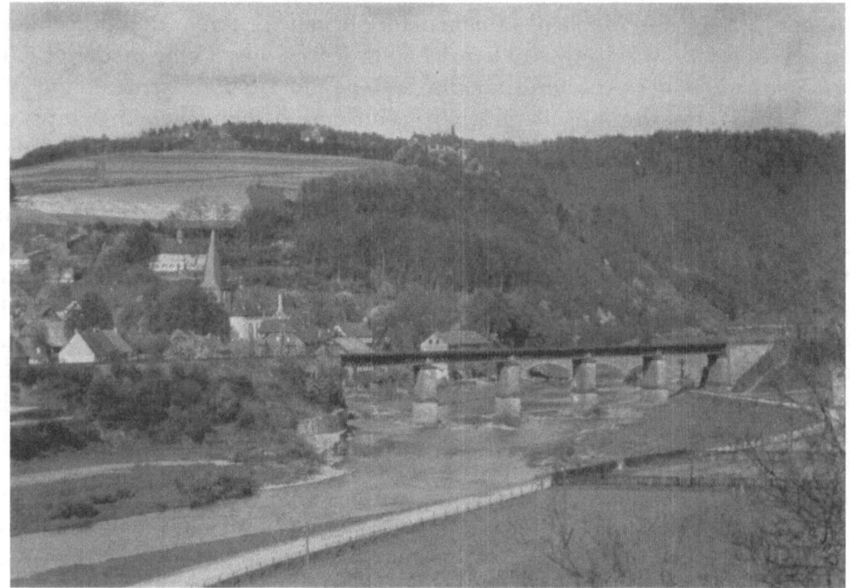

Dorf Rosbach a. d. Sieg mit Heilstätte.

für Volkswohlfahrt einen Betrag zur Bausumme, die auf 282000 Mark veran-
schlagt war, in Aussicht gestellt hatte. Der Bau wurde dem städtischen Hoch-
bauamt übertragen. Entwurf und Bauleitung liegen in den Händen des Herrn
Baurat *Tiedge*. Am 1. VII. 1926 wurde mit den Ausschachtungsarbeiten begonnen, im nächsten Sommer soll der Bau seiner Bestimmung übergeben werden.
Mit einem zweigeschossigen 29 m langen Verbindungsgang mit dem Wirtschafts-
gebäude der alten Anstalt verbunden, ist das neue Haus hinter und oberhalb
der alten Liegehallen gelegen. Es enthält neben Wirtschaftsräumen und einer
Kapelle für den katholischen Gottesdienst 14 Zimmer mit eigenem Liegebalkon
und fließendem Wasser zu 1, 2 und 3 Betten, im ganzen 25 Betten.

In den vergangenen 25 Jahren fanden 20572 Kranke Aufnahme in der Heilstätte. Eine Fülle geleisteter praktischer sozialer Fürsorge bergen diese Zahlen. Und
wenn man bedenkt, daß darunter die Zahl der infektiösen offenen Tuberkulösen
in Zunahme begriffen ist und in den letzten Jahren 50% zeitweise überschritten

hat, so erhellt daraus zur Genüge die Bedeutung der Heilstätte für die Seuchenbekämpfung. Über die Behandlungserfolge wird in der folgenden Arbeit berichtet.

Möge die Stadtkölnische Auguste-Viktoria-Stiftung, die der Kölner Heilstättenverein und mit ihm die Stadt Köln vor 25 Jahren als ein schönes Denkmal wahrer Humanität und Menschenliebe errichtete in steter Vorwärtsentwicklung noch weiterhin Tausenden Genesung suchenden kranken Menschen die Erfüllung ihrer Hoffnungen bringen.

Verzeichnis der an der Heilstätte tätig gewesenen Sekundärärzte, Assistenzärzte usw.

Dr. K. Krause	1. XI.	1902	bis	15. VI.	1904
	7. IX.	1906	„	31. V.	1907
Dr. Hartmann	8. VI.	1903	„	27. XI.	1903
Dr. Block	27. VII.	1904	„	6. X.	1904
Dr. Boethke	29. IX.	1904	„	7. XI.	1904
Dr. Huber	1. I.	1905	„	20. IV.	1905
Dr. Hubert	20. IV.	1905	„	1. XII.	1908
Dr. Heim	24. X.	1905	„	3. IV.	1906
Dr. Schumacher	17. VI.	1907	„	31. V.	1908
Dr. Jaeger	22. VI.	1908	„	31. IX.	1908
Dr. W. Becker	1. X.	1908	„	24. II.	1909
	1. VI.	1910	„	1. XII.	1918
	24. I.	1919	„	1. V.	1919
Dr. Jarosch	16. I.	1909	„	30. XI.	1909
Dr. Immel	1. I.	1910	„	6. III.	1910
von Hertlein, cand. med.	2. III.	1910	„	20. IV.	1910
Dr. Dreesen	1. IV.	1910	„	30. IX.	1910
Schuster, cand. med.	3. VIII.	1910	„	10. X.	1910
Köhler, Med.-Prakt.	3. XI.	1911	„	9. IV.	1912
Patzig, cand. med.	4. III.	1912	„	25. IV.	1912
Dr. Kirmse	20. VII.	1912	„	25. IV.	1913
Blum, cand. med.	12. VIII.	1912	„	13. X.	1912
Dr. Benninghaus	1. XI.	1912	„	31. III.	1913
Dr. Bergerhoff	16. XII.	1912	„	7. V.	1913
Kaufmann, Med.-Prakt.	6. V.	1913	„	31. VII.	1913
Harling, Med.-Prakt.	4. VIII.	1913	„	28. X.	1913
Gassmeyer, Med.-Prakt.	24. I.	1914	„	2. XI.	1914
Laskowsky, kdt. Feld-Unterarzt	1. IX.	1915	„	3. I.	1916
Vonessen, kdt. Feld-Unterarzt	1. I.	1916	„	31. V.	1918
Hammerschmidt, cand. med.	1. VIII.	1917	„	30. IX.	1917
Creischer, Feldhilfsarzt, Assistenzarzt	15. V.	1918	„	31. III.	1919
	1. IV.	1919	„	31. I.	1921
Dr. Fein	1. VI.	1919	„	5. IX.	1922
Dr. Kerssenboom	23. VIII.	1920	„	15. V.	1926
Bär, Med.-Prakt.	2. V.	1922	„	28. VII.	1922
du Mesnil de Rochenmont	3. VII.	1922	„	31. XII.	1922
Knipping	1. I.	1923	„	7. IX.	1923
Dr. Nervegno	1. II.	1923	„	31. I.	1926
Greifenstein, Med.-Prakt.	4. VIII.	1924	„	31. III.	1925
Dr. Loben			seit	1. VII.	1925
Dr. Meurers			„	4. V.	1926
Rott, Med.-Prakt.	30. VI.	1926	bis	14. IX.	1926
Philipp, cand. med.	12. IX.	1927	„	16. X.	1927
Dr. Otto			seit	17. X.	1927

Behandlungsergebnisse.

Von

Dr. K. Krause.

Die Kurerfolge der Sanatorien- und Heilstättenbehandlung waren es, welche die beispiellose Verbreitung des Heilstättengedankens in der ganzen Kulturwelt ermöglichten und die bis dahin wenig befriedigende Krankenhaus-Unterbringung und Behandlung tuberkulöser Lungenkranker in andere Bahnen lenkte. Aus einer objektiv sachlichen Kritik haben die Heilstätten Nutzen gezogen, unsachliche Kritik hat es nicht verhindern können, daß der Heilstättengedanke bis heute lebendig geblieben ist, und daß die Heilstätten die wichtigsten Behandlungsstellen für die Lungentuberkulose geblieben sind.

Die Behandlungserfolge unserer Heilstätte sollen durch 3 kurze Übersichten veranschaulicht werden. Zunächst eine Zusammenstellung der Dauererfolge der ersten 10 Jahre auf Grund einer am 1. IV. 1913 veranstalteten Kartenrundfrage, wobei nur solche Kranke berücksichtigt worden sind, die mindestens 6 Wochen in der Heilstätte behandelt wurden:

Jahr	Beantw. Anfragen %	Davon am 1. April 1913			
		voll erwerbsf. %	beschränkt erwerbsf. %	erwerbs- unfähig %	gest. %
1903	66,9	38,0	13,5	5,4	43,1[1]
1904	66,9	41,6	13,2	9,0	36,2
1905	65,1	44,3	19,3	6,5	29,9
1906	66,2	53,2	14,5	5,5	26,8
1907	65,5	46,1	21,9	10,1	21,9
1908	69,0	47,0	21,2	12,6	19,2
1909	69,5	52,3	27,2	8,8	11,7
1910	72,0	52,9	27,4	10,2	9,5
1911	80,7	60,2	23,8	12,3	3,7
1912	91,3	78,5	15,0	5,8	0,7

Das Reichsversicherungsamt hat seinerzeit durch statistische Erhebungen festgestellt, daß über 40 % der Volksheilstättenpfleglinge nach 5 Jahren noch voll erwerbsfähig sind. Wir sehen, daß diese Zahlen sich im wesentlichen mit den von uns ermittelten decken. Natürlich haften auch den Behandlungserfolgsstatistiken, wie jeder Statistik, mancherlei Mängel an, und zwar nach der günstigen wie auch nach der ungünstigen Seite. Schon der große Rest der unbeant-

---

[1] Ob als Todesursache Tuberkulose vorgelegen hat, war meist nicht festzustellen.

wortet gebliebenen Anfragen beeinflußt den Wert solcher Ermittlungen nicht unerheblich. Zudem wirken viele Umstände auf das weitere Ergehen der aus der Heilstätte Entlassenen bestimmend ein, auf welche die Heilstätte keinen oder doch nur geringen Einfluß ausüben kann, wie Konstitution, Charakterveranlagung, Wohnung, Arbeitsmöglichkeit usw., so daß bei einem Ausbleiben des Dauererfolges nicht ohne weiteres ein Versagen der Heilstättenbehandlung anzunehmen ist.

Von 17 589 arbeitsunfähigen behandlungsbedürftigen Lungenkranken wurden entlassen:

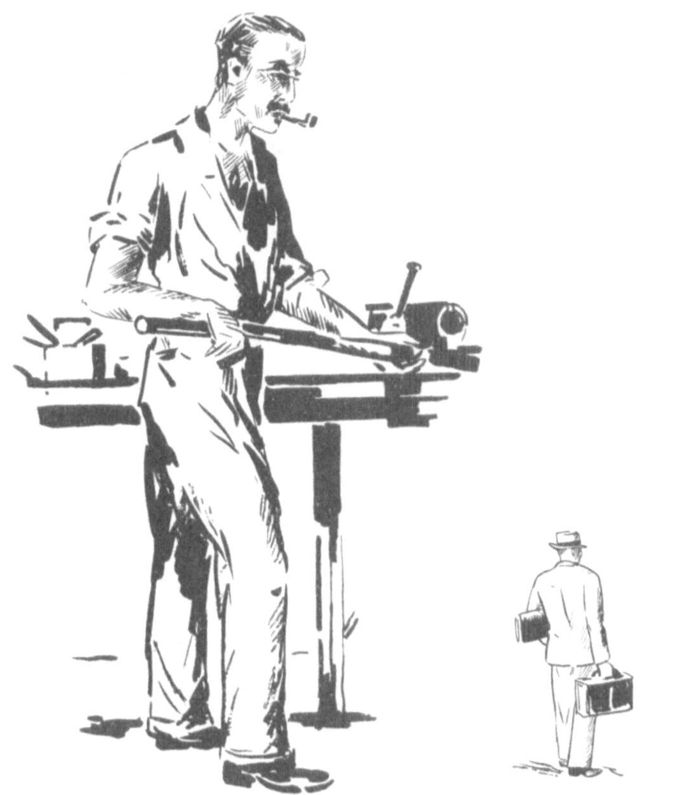
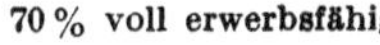
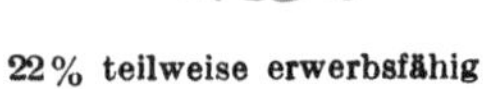
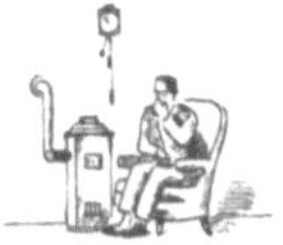

70 % voll erwerbsfähig   22 % teilweise erwerbsfähig   8 % ohne Erfolg

Den besten Prüfstein für den Wert der Behandlung bietet fraglos das Schicksal der behandelten Schwerkranken. Wir sind nun diesen Verhältnissen bei fast Tausend Kranken nachgegangen, die uns seit Bestehen der Heilstätte aus dem Stadtbezirk Köln zugegangen waren, und haben über die Ergebnisse in einer der folgenden Arbeiten „Über das Schicksal Offentuberkulöser in 25 Jahren" berichtet. Dieser Arbeit sind die nachfolgenden Zahlen entnommen: Darnach lebten im Frühjahr 1927 von 969 in den Jahren 1902—1922 in der Heilstätte behandelten Offentuberkulösen noch 40%, und von diesen waren noch 83% arbeitsfähig. Ein eindrucksvoller Beweis für den klinischen, sozialhygienischen und wirtschaftlichen Wert der Heilstättenbehandlung, wenn man bedenkt, daß die Lebensdauer der Offentuberkulösen im allgemeinen auf 2—4 Jahre angenommen wird.

Zum Schluß gibt ein Bild eine Übersicht über die Gesamtbehandlungsergebnisse. Es wurden in den seit Bestehen der Heilstätte vergangenen 25 Jahren 20 572 Kranke aufgenommen. Von diesen litten 17 589 an behandlungsbedürftigen Erkrankungen der Atmungsorgane, und zwar abgesehen von wenigen Ausnahmen an Lungentuberkulose. Nur diese sind bei der folgenden Zusammenstellung berücksichtigt worden, der Rest war nicht behandlungsbedürftig oder nicht zur Behandlung in einer Heilstätte geeignet aus den verschiedensten Gründen. Alle diese Kranken waren bei ihrem Eintritt in die Heilstätte kürzere oder längere Zeit erwerbsunfähig oder doch mehr oder weniger in ihrer Arbeitsfähigkeit beeinträchtigt gewesen. Wenn wir die Kurergebnisse betrachten, so finden wir, daß 12 312 = 70% als voll erwerbsfähig und 3870 = 22% als teilweise erwerbsfähig entlassen wurden, während nur bei 1407 = 8% kein Erfolg durch die Kur erzielt werden konnte.

(Aus dem Bereich des Gesundheitsamtes der Stadt Köln. — Dezernent: Beigeordneter
Dr. med. *Coerper*.)
(Aus der Stadtkölnischen Auguste-Viktoria-Stiftung, Volksheilstätte zu Rosbach a. Sieg. —
Chefarzt: Direktor Dr. *Karl Krause*.)

Über den Anteil von Tuberkuloseformen der 2. Allergieperiode an der Lungentuberkulose des Erwachsenenalters.

Von
Dr. **K. Krause**.

Mit 3 Abbildungen im Text.

(Eingegangen am 27. Juli 1927.)

Um einen Einblick zu erhalten, welchen Anteil die der 2. Allergieperiode angehörenden Tuberkuloseformen an der Lungentuberkulose des Erwachsenen haben,
insonderheit in den Altersklassen, welche der Heilstätte zugeführt werden, haben
wir 656 Tuberkulosen des vergangenen Jahres einer genauen Prüfung an Hand
der Röntgenbilder (Durchleuchtungs- und Aufnahmebefund) und Kranken-
geschichten unterzogen.

Wir waren überrascht, zu sehen, daß bei 528, d. i. in etwa 80% aller unserer
aktive klinische Erscheinungen bietenden Kranken, Prozesse vorlagen, die wir
nach unserer Ansicht der 2. Allergieperiode nach *Ranke* zurechnen mußten, wobei
der Natur der Sache nach der Röntgenbefund für uns ausschlaggebend und besonders der Nachweis zweifellos hämatogener Herde maßgebend war. Die verschiedenen Formen waren folgendermaßen vertreten:

Vorweg bemerkt sei, daß wir die mehr oder weniger flüchtigen Infiltrierungen, deren Kenntnis wir vor allem *Assmann, Harms, Redeker, Simon, Lydtin* u. a.
verdanken, nicht zu sehen bekommen haben, was ihrer Natur nach ja auch verständlich ist. Auch das infraclaviculäre Frühinfiltrat sahen wir in ausgesprochener
Form nur vereinzelt, in der Mehrzahl der dahin gehörigen Beobachtungen nur die
restierenden röntgenologischen Veränderungen im Infraclaviculargebiet.

Von unseren Fällen boten 92 das Bild des anscheinend abgelaufenen bzw.
in der Umbildung begriffenen infraclaviculären Infiltrates, häufiger einseitig als
doppelseitig, ohne daß man sich aus dem augenblicklichen Zustandsbild ein Urteil
über den evtl. weiteren klinischen Verlauf hätte bilden können. Infraclaviculär gelegen, mehr lateral als medial, häufig in die Spitzenfelder hineinragend, diese aber
doch im ganzen frei lassend, sehen wir teils härtere, teils weichere Schattenfleckchen, manchmal durch ein mäßiges Konfluieren kleine Verdichtungen bildend,
mit deutlich verstärkter Strangzeichnung zum umfangreichen Hilusgebiet hin.

Fälle, in denen der Prozeß sich weiter ausgedehnt hatte und wo es schon zu deutlicher Aussaat in die nähere Umgebung gekommen war, beobachteten wir 83 mal, und zwar 73 mal unilateral, 10 mal bilateral. Klinisch war in diesen Fällen der progrediente Charakter der Erkrankung eindeutig. Die Stadien weiterer Entwicklung mit kavernösen Zerfallserscheinungen an typischer, infraclaviculärer lateraler Stelle und Tochtermetastasen (*Redeker*) konnten wir 128 mal, noch weitere Ausdehnung des Prozesses mit größeren käsig-pneumonischen Herden hämatogener Natur, bei denen das bilaterale Auftreten überwog, 48 mal beobachten. *Alle diese Fälle zeigten noch ein relatives Freisein der Spitzen.* Isolierte Rundkavernen, einzelne mit zarter Umrandung in unverändertem Gewebe liegend, waren in unserem Material 41 mal, d. i. bis 6,2 %, vertreten. 2 mal waren sie im Unterteil, die übrigen Male in Ober- und Mittelteilen gelegen. Man konnte hier manchmal zweifelhaft sein, ob diese Kavernen nicht dem primär-allergischen Stadium zugehörten. Wir entschieden uns schließlich in allen Fällen für die 2. Allergieperiode, da es sich durchweg um Individuen handelte, die über das 20. Lebensjahr hinaus waren.

Die zerstreutherdige hämatogene Dissemination sahen wir nur 9 mal.

Verkalkte isolierte *Simon*sche Spitzenherde fanden wir 32 mal. Frische Herde in den Spitzen ohne sonst nachweisbare Spuren tuberkulöser Veränderungen bestanden in 29 Fällen. Verkalkte Spitzenmetastasen gewissermaßen als Kernschatten frischer weicher Herdbildungen in der gleichen Spitze, manchmal mit deutlich erkennbarem Fortschreiten in die infraclaviculäre Zone, in anderen Fällen bei gleichzeitigem Vorhandensein frischer hämatogener Herde in anderen Lungenteilen ohne nachweisbare ältere Veränderungen, sahen wir 15 mal.

Reine tertiäre apico-caudal fortschreitende Phthise bestand bei 97 Kranken, das sind etwa 13,5 %. Diese standen sämtlich jenseits des 35. Lebensjahres mit Ausnahme eines 18 jährigen, der das typische Bild einer schnell kranial-caudal fortschreitenden tertiären Phthise (Pubertätsphthise) bot.

Der Vollständigkeit halber sei hier noch der Befund von 29 verkalkten Primärkomplexen ohne sonstige Lungenherde erwähnt.

Die gewonnenen Befunde und Zahlen erscheinen in mancher Beziehung lehrreich. Wir sehen ein *sehr starkes zahlenmäßiges Überwiegen der dem 2. Allergiestadium angehörenden Tuberkuloseformen in unserem Heilstättenmaterial — etwa 80 % —, und zwar bis in das 5. Lebensjahrzehnt.* Allerdings haben wir auch alle die vorgeschritteneren exsudativen Fälle hierher rechnen zu müssen geglaubt, bei denen uns die hämatogene Entstehung der pneumonischen Herde gesichert erschien. Über die Behandlungsbedürftigkeit all dieser Fälle dürften Zweifel nicht bestehen. Handelt es sich doch um Erkrankungsformen, bei denen, von wenigen Ausnahmen abgesehen, der Organismus in schärfstem Abwehrkampf steht. Dazu kommen dann noch die aussichtsreichen tertiären Phthisen, die bei unserem Material etwas über 13 % ausmachen und, wie erwähnt, mit einer Ausnahme das 35. Lebensjahr alle überschritten hatten.

Das ist ein Beweis, daß die Auswahl der zur Heilstättenbehandlung bestimmten Kranken doch nicht so fehlerhaft ist, wie eine verallgemeinernde Kritik dies häufig hinstellt. Es werden im allgemeinen schon die richtigen Fälle ausgesucht, allerdings sind die frühen Formen der Sekundärperiode noch in der Minderzahl, und es ist eine Verbesserung in der Richtung anzustreben, daß sie mehr als bisher erfaßt und der Behandlung zugeführt werden als die vorgeschrittenen Formen, worauf auch kürzlich von *Bacmeister* hingewiesen wurde.

Daß es sich nie ganz erreichen lassen wird, auf der einen Seite nur wirklich behandlungsbedürftige, auf der anderen nur solche Kranke zur Heilstätte zu schicken, die noch mehr als vorübergehend besserungsfähig sind, wurde von uns schon früher betont. Mit einem gewissen Prozentsatz von Ungeeigneten werden wir in der Heilstätte immer rechnen müssen. Das liegt in der Natur der Krankheit begründet.

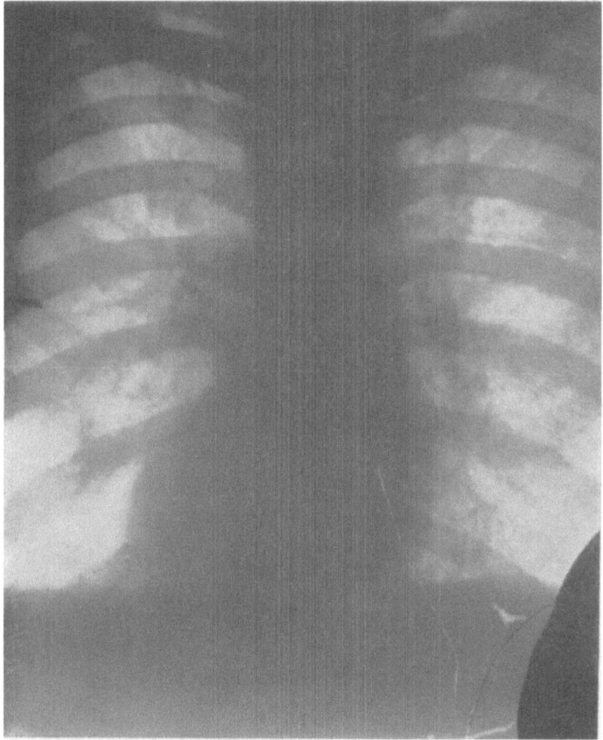

Abb. 1. P. A., 34 J. Juni 1924.

Sehr beachtenswert erscheinen uns ferner die in unserem Material besonders herausgehobenen in *der Spitze lokalisierten Prozesse.* Wir wollen hier auf das Fehlen gleichzeitig bestehender anderer älterer Herde, die Frage ihrer mutmaßlichen Entstehung sowie ihres restlosen Verschwindens nicht näher eingehen. Wir wollen nur feststellen, daß, wenn wir auch zunächst die verkalkten *Simon* schen Spitzenmetastasen als zeitig klinisch belanglos außer acht lassen wollen, doch noch *ein relativ großer Prozentsatz* von Fällen übrigbleibt, bei denen es sich um *zweifellos aktive, ja fortschreitende Prozesse* handelt, oft mit positivem Bacillennachweis. Wir glauben, daß diese Befunde uns eine Warnung sein sollten vor der allzu kritiklosen Verallgemeinerung des Satzes von der Harmlosigkeit röntgenologisch nachweisbarer, wenn auch sonst symptomarmer Spitzenveränderungen, der wir im

Schrifttum jetzt häufig begegnen. Solche Befunde sowie die große Zahl sekun-
därer Frühkavernen, die wir auch bei *Grau* als auffallend erwähnt finden, geben
da doch zu denken. Handelt es sich doch um im Spitzenbereich lokalisierte und
von dort sich ausbreitende Prozesse. Die anatomische Entstehungsgeschichte
dieser Manifestationen des tuberkulösen Virus spielt dabei praktisch zunächst keine
Rolle. Praktisch wichtig ist die Tatsache der Möglichkeit dieser Verlaufsform.
In diesem Sinn verlieren auch die *Simon*schen Spitzenherde in ihrem Ruhezustand
an Harmlosigkeit, bzw. es müssen dieselben unser praktisches Interesse erregen.

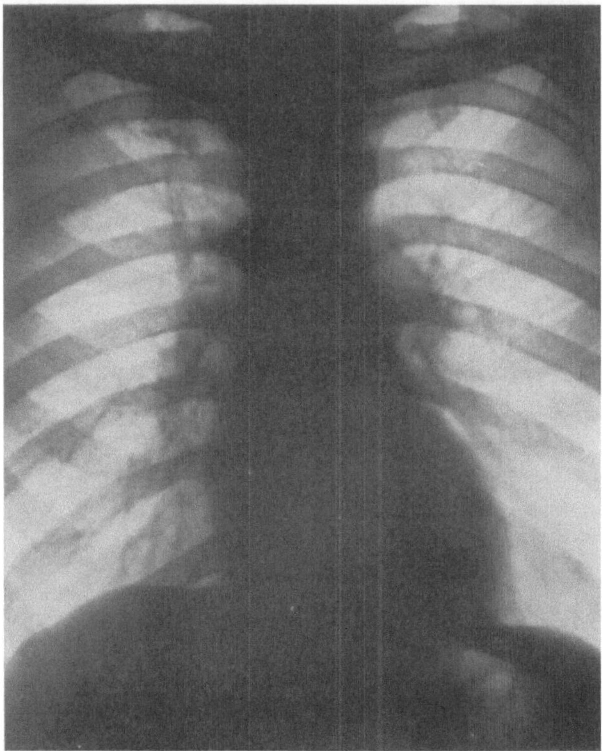

Abb. 2. Derselbe Januar 1927.

Denn wir wissen heute noch nicht, wann und unter welchen Umständen hier eine
Reaktivierung einsetzen kann, deren dann höchst ungewisser Ausgang schon von
Bacmeister betont wurde. Wir schließen uns der Ansicht *W. Pagels* an, der es als
naheliegend bezeichnet, die Spitzenherdchen „als Ausgangspunkt derjenigen tertiären Phthiseform anzusehen, die durch endogene Verbreitung von der Lungen-
spitze aus entsteht".

Zum Schluß noch einige Worte über die zerstreutherdige hämatogene Dissemination. Sie war zahlenmäßig unter unseren Fällen am geringsten vertreten.
Möglich, daß ihre klinische Symptomarmut, die von *Grau*, der auf diese Form ja
zuerst aufmerksam gemacht hat, schon hervorgehoben wird, sie eben wenig erkennen und wenig Gegenstand einer Behandlung werden läßt. Daß sie restlos,

wenigstens für unsere heutigen technischen Hilfsmittel nicht mehr nachweisbar, verschwinden kann, bewies uns ein fortlaufend von uns beobachteter Kranker (Abb. 1 und 2). Daß aber auch hier Komplikationen lauern, sahen wir in einem anderen Fall, bei dem ein Spontanpneumothorax auftrat (Abb. 3).

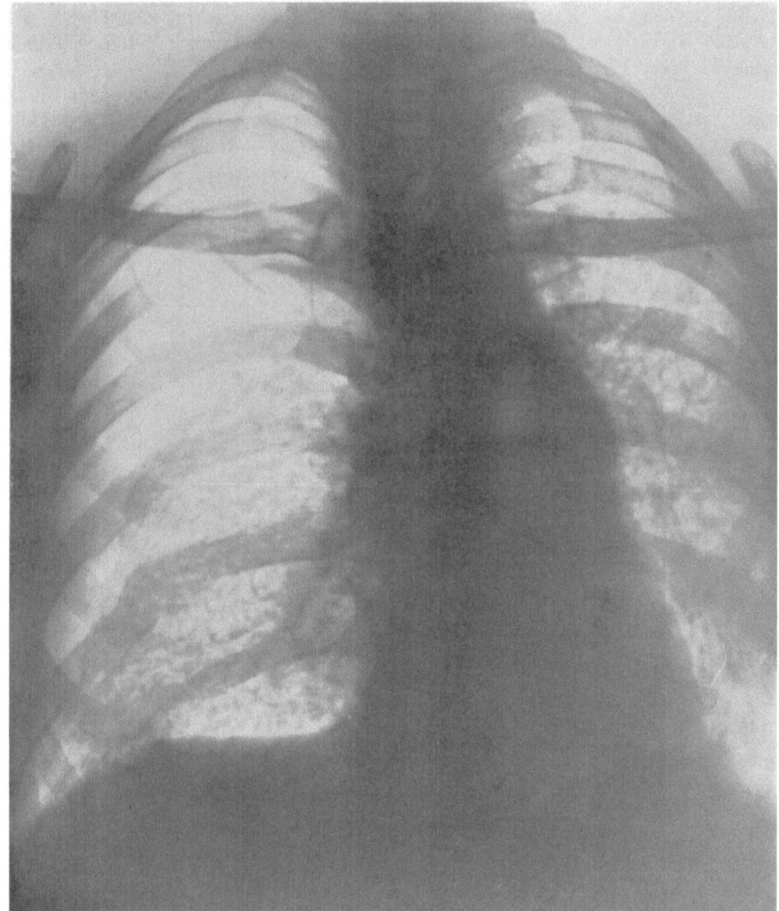

Abb. 3. Fr. Sch., 45 J.

Zusammenfassung.

Im Erwachsenenalter der Heilstättenpfleglinge gehören fast 80% der Erkrankungen zum Formenkreis der 2. Allergieperiode.

Auf Grund zahlreicher Befunde wird von der kritischen Verallgemeinerung der Ansicht von der Harmlosigkeit der Spitzenherde gewarnt.

Für spurlose Rückbildung einerseits sowie komplizierenden Spontanpneumothorax anderseits bei der zerstreutherdigen hämatogenen Aussaat werden Beispiele angeführt.

Literaturverzeichnis.

Assmann, Beitr. z. Klin. d. Tuberkul. **60**; Dtsch. med. Wochenschr. 1927, 19. — *Bacmeister*, Beitr. z. Klin. d. Tuberkul. **65**, 6; Tag. d. dtsch. Tuberkul.-Ges. in Bad Salzbrunn 1927. — *Fassbender*, Zeitschr. f. Tuberkul. **44**. — *Fraenkel, E.*, Zeitschr. f. Tuberkul. **40**, 3. — *Friedel*, Die Tuberkulose 1926, 24. — *Grau*, Beitr. z. Klin. d. Tuberkul. **42**, 65, 4; Zeitschr. f. Tuberkul. **29**. — *Harms*, Die Entwicklungsstadien der Lungentuberkulose. Kabitzsch 1927. — *Krause, K.*, Die Tuberkulose 1924, 1. — *Lydtin*, Zeitschr. f. Tuberkul. **45**, 2. — *Pagel, W.*, Die allgemeinen pathomorphologischen Grundlagen der Tuberkulose. Berlin: Julius Springer 1927. — *Ranke*, Beitr. z. Klin. d. Tuberkul. **52**. — *Redeker*, Beitr. z. Klin. d. Tuberkul. **59**, 65; Zeitschr. f. Tuberkul. **45**; Dtsch. med. Wochenschr. 1927, 3. — *Simon-Redeker*, Allgemeine Krankheitslehre der Kindertuberkulose. Kabitzsch 1926.

(Aus der Stadtkölnischen Auguste-Viktoria-Stiftung zu Rosbach-Sieg. — Chefarzt: Direktor
Dr. *Karl Krause*.)

Pneumokoniose und ihre Abgrenzung gegen Tuberkulose.

Von
Karl Krause und **Franz Loben**.

Mit 9 Abbildungen im Text.

(Eingegangen am 22. Mai 1927.)

Das Eindringen staubartiger Beimengungen der Luft in die Lungen wird
in gewissem Grade reaktionslos vom Organismus vertragen. Das beweist schon
die allgemeine Verbreitung der vom Sektionstisch als Anthrakose bekannten
Veränderungen, die im Leben nie eindeutige Krankheitserscheinungen machen,
obwohl sie, besonders in Industriegebieten, schon im Kindesalter sehr ausgedehnt
sein können. Celluläre Abwehrelemente des Organismus sorgen frühzeitig für den Abtransport eingeatmeter Staubpartikelchen zu jenen Stellen hin, wo die Filterung für
Krankheitsvirus und Fremdkörper statthat, den regionären Drüsen. Damit sind
pathologisch-anatomisch Veränderungen gesetzt, die klinisch durchaus keine Erscheinung zu machen brauchen. Andererseits sind seit langem die, in gewissen Berufen sogar häufigen, Staubinhalationskrankheiten bekannt. Daß man erst in
neuerer Zeit anfängt, sich mit dem klinischen und anatomischen Bild dieser
Krankheitsformen mehr zu befassen, während in den Lehrbüchern noch recht
wenig darüber zu finden ist, darf nicht wundernehmen, wenn wir sehen,
daß erst die Verfeinerung der Röntgendiagnostik uns in den Stand setzt, die
Pneumokoniosen frühzeitig und in einem Stadium zu erkennen, wo ihre Abgrenzung gegen andere krankhafte Prozesse in den Lungen, vor allem gegen die Tuberkulose, möglich ist. Fragen wir uns nun, wie der Organismus reagiert, wenn
Staub irgendwelcher Art lange Zeit hindurch in großen Mengen eingeatmet wird,
so sind für den Ablauf gewebsentzündlicher, zunächst produktiver Abwehr- bzw.
Heilungsvorgänge die Dauer der Staubexposition, sodann auch Menge, Größe und
Qualität der einzelnen Staubpartikelchen bedingend. Darauf haben *Pancoast*,
Pendergrass u. a. in ihren Studien über die Staubinhalationskrankheiten bereits
hingewiesen. Aber die Tatsache, daß z. B. Bergleute gleichen Alters bei gleich
ungünstigen Arbeitsverhältnissen vor Stein und Kohle nicht auch gleichzeitig
oder gleichmäßig von einer sogenannten Staubinhalationskrankheit befallen werden, *weist uns auf eine konstitutionelle Komponente hin*, die für das Auftreten
schwererer wirklich pathologischer Staubimprägnationen im Lungengewebe sicher
mitverantwortlich zu machen ist: die individuelle Disposition. Ob diese Disposition, wie *Eickenbusch* noch letzthin meint, Folge einer während der Gesteins-
hauertätigkeit aufgetretenen tuberkulösen Reinfektion ist, bedarf weiterer Klärung. Wir glauben aber, weiter unten darlegen zu können, daß gewisse klinische
immunbiologische und röntgenologische Anzeichen in einem großen Prozentsatz

der Pneumokoniosen gegen die Annahme sprechen, daß der Disposition zur Staublunge eine tuberkulöse Spätinfektion vorausging. Damit befinden wir uns in gewissem Gegensatz zu *Ribbert* und *Hübschmann*, die auf Grund ihrer autoptischen Beobachtungen glauben, daß die Mehrzahl der Pneumokoniosen erst unter Mitwirkung von Tuberkelbacillen zustande käme.

Erst die neueren Forschungen, vor allem experimenteller Art über das reticulo-endotheliale System, die wir in ihren Anfängen der *Aschoff*schen Schule, dann aber auch anderen Autoren wie *Kuczinski, Siegmund, Standenath* usw. verdanken, haben uns insofern der Kenntnis der Staubinhalationsschädigungen im Lungenparenchym nähergebracht, als wir nicht nur mehr auf die bereits abgelaufenen Gewebsreaktionen post mortem angewiesen sind, sondern schon Einblick gewinnen in die feinen, nur mikroskopisch nachweisbaren physiologischen Abwehrmaßnahmen und Vorgänge in vivo, die bei dem einen Organismus gleichsam zur Herrschaft über den eindringenden Fremdkörper führen, den anderen jedoch im Laufe der Zeit der Krankheit verfallen lassen. Die makroskopisch wahrnehmbaren pathologisch-anatomischen Veränderungen bei Anthrakose dürfen an dieser Stelle als bekannt vorausgesetzt werden. Näher eingegangen sei jedoch auf die Tätigkeit der *Reticulo-Endothelzellen* in der Lunge, da *nach unserer Ansicht eine gewisse Insuffizienz derselben die individuelle Disposition* zu den Staublungenerkrankungen in erster Linie *bedingt*, und es nicht nötig ist, hierfür das Eindringen eines Virus wie des Tuberkelbacillus anzunehmen. *Iwanaga*, der experimentell Staublunge durch intravenöse Einspritzung von Tuschelösung erzeugte, glaubt, daß der Organismus kraft seiner reticulo-endothelialen-histiocytären Zellelemente aus sich heraus eine „Selbstreinigung" der Lungen vornimmt. Es ist ja bekannt, daß sich Leukocyten am Abtransport von eingeatmeten Kohleteilchen beteiligen; auch wird den Alveolarepithelien, die die Staubkörnchen vielfach zuerst aufnehmen, phagocytierende Eigenschaft zugesprochen. Hinzugesellen sich die Capillarendothelien, vor allem aber auch histiocytäre Zellelemente, sogenannte Anthrakophoren, die die Kohleteilchen zu den regionären Lymphknoten hinbefördern. Mangel an Anthrakophoren oder ungenügender Abtransport der Kohleteilchen durch im Lungenparenchym haftenbleibende Reticulumzellen können eine Insuffizienz des reticulo-endothelialen Systems in bezug auf die weitere Phagocytose der eingeatmeten Staubpartikel bedingen, so daß bei andauernder, intensiver Staubinhalation die Entstehung einer Koniose im höchsten Grade begünstigt ist. Somit erscheint uns verständlicher, daß die Koniosen manchmal in frühem Alter, auch abgesehen von der besonderen Schädlichkeit einzelner Staubsorten, einsetzen. Solange die eingeatmeten Fremdkörper zum regionären Drüsensystem mühelos abgeführt werden, sind klinische Anzeichen natürlich nicht vorhanden. Auch wenn bei weiterer Entwicklung der Abtransport der Staubteilchen ein ungenügender wird, und es infolge entzündlicher Vorgänge zu Verdickung und Pigmentierung der interlobulären Septen, damit zu dem Bilde der sogenannten Lymphangitis reticularis et nodosa kommt, fehlen klinisch nachweisbare Symptome noch meist völlig, während sich dann röntgenologisch schon bald mit Sicherheit die Diagnose stellen läßt. Im weiteren pathologisch-anatomischen Geschehen kommt es dann zur Bildung der bekannten ausgedehnten indurativen Veränderungen und Schrumpfungen, oft mit Beteiligung der Pleura und des Perikards; dazu gesellen sich nicht selten Bronchiektasien und durch Gewebszerfall echte Kavernen.

Das pathologisch-anatomische Bild macht es ohne weiteres klar, daß die Pneumokoniosen die Arbeitsfähigkeit erheblich herabzusetzen imstande sind, ja daß sie in ihrem späteren Verlauf das Leben unmittelbar bedrohende Formen annehmen können. Wir gehen wohl nicht zu weit, wenn wir die Pneumokoniosen als irreparable, vielfach sogar dauernd progrediente Prozesse ansehen, die als Gewerbekrankheiten vom sozialhygienischen Standpunkt aus besonderes Interesse verdienen. Neben den Arbeiten von *Harms, Ickert, Böhme, Kölsch, Patschkowski, Saupe*[1] u. a. sind es vor allem ausländische Autoren wie *Watkins-Pitchford, Pancoast, Sutherland* und *Haldane,* die das umfangreiche Gebiet der Koniosen an Hand reichlichen Materials aus den englischen und australischen Minen eingehend behandelt haben. Wie schon gesagt, hat erst die Vervollkommnung der Röntgentechnik ein systematisches Studium auf diesem Gebiet ermöglicht, und so hat es in den letzten Jahren nicht an Vorschlägen gefehlt, durch zwangsweise röntgenologische Reihenuntersuchungen bei Bergleuten das Vorkommen der Koniosen zahlenmäßig und vor allem frühzeitig zu erfassen.

Bei unserem eigenen reichhaltigen Material an Pneumokoniosen war es einmal die Schwierigkeit der Differentialdiagnose gegen Tuberkulose, die immer wieder unser Interesse erregte — wurden uns unsere Fälle doch fast ausnahmslos unter der Diagnose Tuberkulose zugeführt —, sodann besonders der Umstand, daß wir Bergleute aus verschiedenen Gegenden, wo ganz verschiedene Staubarten in Frage kommen, zur Kurbehandlung überwiesen bekommen. Es kommen in Frage das Ruhrkohlengebiet, das niederrheinische Kohlengebiet bei Mörs, das Braunkohlengebiet bei Brühl, die Schiefergruben in der südlichen Eifel, die Tongruben bei Großkönigsdorf, die Erzgebiete bei Siegen, Bensberg und im Westerwald, die Metallschleifereien in Remscheid und Umgegend.

Wenn wir uns nun, obschon gerade in den letzten Jahren zahlreiche Arbeiten von klinischer und röntgenologischer Seite zu unserem Thema erschienen sind, nochmals eingehend mit der Frage der Pneumokoniosen beschäftigen, so geschieht dies einmal deshalb, weil uns die ständig fortschreitende Röntgentechnik ein immer besseres Erkennen und sichereres Unterscheiden der sich in den Lungen abspielenden Veränderungen ermöglicht. Sodann aber *wollen wir* im folgenden versuchen, *unter Verwertung eigener, zum Teil neuer Beobachtungen durch ein Nebeneinanderstellen der klinischen Symptome und röntgenologischen Veränderungen die Entwicklung der Pneumokoniosen in verschiedenen Stadien festzulegen und so ihre Erkennung und Differentialdiagnose zu erleichtern. Selbstverständlich verbinden fließende Übergänge die einzelnen Stadien.*

Zur Frühdiagnose einer Staubinhalationskrankheit bedarf es zunächst einer genauen Aufnahme anamnestischer Angaben. Darauf haben schon *A. Albert, Klehmet* u. a. hingewiesen. Wesentlich sind die Dauer der Staubexposition, dann die betreffende Staubart selber. *Legge* sah typische Zinkstaublunge bereits nach 4 Jahren Exposition, Quarzstaublunge schon nach 6—18 Monaten. Im allgemeinen wird dem Siliciumgehalt einer Staubart besonderes Gewicht bei der Ent-

---

[1] Bei der Korrektur erhielten wir Kenntnis von der Arbeit von *Saupe* in Nr. 14 der Med. Welt, welche die gleichen Fragen behandelt.

stehung einer Koniose beigemessen, und da unsere Erdrinde etwa $^1/_4$ aus Silicium besteht, so ist wohl jedes gebirgsbildende Gestein mehr oder weniger siliciumhaltig. Es erscheint verständlich, daß z. B. Quarzstaub organisches Gewebe leicht reizt, da Quarz als krystallisiertes Siliciumdioxyd von besonderer Härte ist. Je härter eine Staubart ist, um so weniger ist sie für celluläre Phagocyten transportabel und bleibt frühzeitig im Gewebe liegen. Die entzündlichen Reizerscheinungen des Lungenparenchyms setzen frühzeitig ein, frühzeitig gehen Hand in Hand mit ihnen schwielige Vernarbungsprozesse. Ob damit, wie *Legge* meint, durch Zerstörung der natürlichen Immunität der Entstehung einer sekundären Tuberkulose Vorschub geleistet wird, erscheint uns fraglich; der Grund dazu könnte ebensogut in rein physikalischen Vorgängen (Verstopfung abführender Lymphwege, Drüseninsuffizienz infolge Überladung mit Staub) liegen. Tatsächlich vergesellschaften sich Pneumokoniosen und Tuberkulose ja sehr häufig. Die ausländische Literatur führt Zahlen bis 42% an. *Böhme* und *Eickenbusch* berichten gleichfalls über ein häufiges Vorkommen der genannten Kombination. Wir sind auf Grund eigener Beobachtungen zu der Ansicht gekommen, daß zwar vielfach eine Tuberkulose bei vorhandenen Staubveränderungen besonders anfangs indurativen Charakter zeigt, häufiger dagegen progredient zu ungünstigem Ausgang führt. Die Altersgrenze für den Beginn einer Koniose sahen wir am niedrigsten bei den uns eingewiesenen Bergleuten aus Erzbergwerken. Durchschnittlich hatten sie das 35. Lebensjahr kaum erreicht oder nur um weniges überschritten, und es zeigten sich klinisch wie röntgenologisch bereits eindeutige, für Koniose sprechende Befunde. Wir glauben aber, auch ein gewisses Vorstadium der Pneumokoniosen annehmen zu dürfen, das durch die Ähnlichkeit seiner Symptome leicht den Verdacht einer beginnenden Tuberkulose erwecken kann und objektiv noch nicht im mindesten nachweisbar ist. Dafür sprechen unsere Untersuchungen und Beobachtungen an jugendlichen Schieferbrechern, die ca. 4—5 Jahre in der Grube waren, das 20. Lebensjahr noch kaum erreicht hatten. Sie wurden wegen leichter Ermüdbarkeit, Kurzatmigkeit usw. unter der Diagnose „beginnende Tuberkulose" eingewiesen, hatten subjektiv zweifelsohne Beschwerden, aber bei eingehender Beobachtung und biologischer Prüfung war Tuberkulose auszuschließen, andere Organerkrankungen lagen nicht vor. Es scheint, als ob sowohl bei Metallschleifern als auch bei Stein- oder Schieferbrechern nicht nur die Koniose an sich eher zur Entwicklung kommt, sondern auch pathologisch-anatomisch die verschiedenen Stadien sich in ihrer Ausbildung schneller folgen. Die Arbeitsfähigkeit des Pneumokoniotikers kann in diesen Anfängen der Erkrankung noch lange vollkommen erhalten sein, und ist die von *Harms* vorgeschlagene Unterscheidung von Staub*lunge* und Staub*krankheit* durchaus gerechtfertigt. Allerdings haben wir abweichend von *Holtzmann* und *Harms* das Manifestwerden der Staubkrankheit fast immer vor dem 30. Berufsjahr beobachten können und waren unsere Kranken nach so langer Berufsarbeit fast immer völlig invalide. Jedenfalls halten wir es für wesentlich, auf das Vorstadium in der Entwicklung der Pneumokoniose hinzuweisen, da die jugendlichen Elemente beim Auftreten der genannten Erscheinungen, sofern eine andere Ätiologie ihnen nicht zugrunde liegt, möglichst der Übertagearbeit noch rechtzeitig zugeführt werden können. Neben den Gesteinshauern dürfte dies auch für die Porzellan-

und Tonarbeiter zutreffend sein, da Porzellan und Ton chemisch Aluminium-
verbindungen der Kieselsäure darstellen, somit also immerhin einen beachtens-
werten Siliciumgehalt aufweisen. Wir verfügen über mehrere Fälle schwerster
Pneumokoniosen bei Töpfern, die schon in relativ frühem Alter, teils durch
Tuberkulose kompliziert, teils von Emphysem gefolgt, auftraten. Die Gefährlichkeit des Tons dürfte wohl nicht zuletzt auf den Eisenbeimengungen beruhen,
die Ton als verunreinigtes Aluminiumsilicat aufweist.

Dem Siliciumgehalt bei Gesteinsarten entspricht in etwa der Kohlenstoffgehalt der Kohlearten in seiner Bedeutung für die Entstehung einer Pneumokoniose. Diamant, als krystallisierter reiner Kohlenstoff, ist von besonderer
Härte. Aber auch der sehr weiche Graphit, ein hexagonal krystallisierender
Kohlenstoff, macht gelegentlich, wie ein von *Koopmann* beschriebener Fall be-
weist, ausgedehnte Koniosen mit interstitieller Pneumonie und Kavernenbildung.
Anthrazit und Steinkohle, die etwa 90% Kohlenstoff enthalten, führen zwar sehr
oft zu Koniose, stehen aber an Gefährlichkeit den Silicaten nach. In geringen
Mengen eingeatmet, wird ja dem Kohlenstaub eine gewisse heilende Wirkung
zugesprochen; vielleicht kommt hier nur ein Fremdkörperreiz auf das interstitielle
Lungenbindegewebe in Frage, wodurch die Fibrosebildung begünstigt wird.
Braunkohle, mit etwa 50—70% Kohlenstoffgehalt, führt nur selten zu Koniose;
der Prozentsatz bei unseren Kranken aus dem Braunkohlengebiet war gering.

Neben der — wie wir sahen — sehr wichtigen Anamnese dürfen selbstverständlich auch wiederholte physikalische Untersuchungen nicht vernachlässigt
werden, obschon in den frühen Stadien der Röntgenuntersuchung entschieden
ausschlaggebende Bedeutung zuzumessen ist.

Im ersten Stadium der Pneumokoniose können Allgemeinbefinden und Allgemeinzustand ungestört sein und alle klinischen Symptome noch völlig fehlen.
Die röntgenologischen Veränderungen dagegen können sich schon so weit entwickelt haben, daß sie gut nachweisbar sind und dann oft bei einer Röntgenuntersuchung zufällig gefunden werden. Allmählich treten dann auch klinische
Allgemeinerscheinungen mehr hervor, die zunächst den Verdacht auf beginnende
Tuberkulose lenken, aber auch die Möglichkeit neurasthenischen Ursprungs nicht
ausschließen. Hierher gehören allgemeine Mattigkeit, Kopfschmerzen von verschiedener Dauer und Stärke, Neigung zu Schweißen, Unlust zum Beruf usw. Bei
Beobachtung zweifelhafter Fälle ist uns, was wir bisher in der Literatur noch
nicht erwähnt fanden, vielfach *ein dauerndes Kältegefühl an den Extremitäten*
aufgefallen, was wir später — da es bei vorgeschrittenen typischen Pneumokoniosen zur Regel wird — *in gewissem Grade als für Pneumokoniose pathognomonisch*
ansahen. Die Staublungenkranken klagten viel über „kalte Hände und kalte
Füße", unabhängig von Witterung und Anstrengung. Dabei waren die sich kalt
anfühlenden Extremitäten oft auffallend livide verfärbt. Gelegentlich hat uns
dieser Hinweis seitens des Patienten genügt, bei sonst geringem klinischen Befund
Verdacht auf Pneumokoniose zu schöpfen. Wir nehmen an, daß analog dem Auftreten der Trommelschlegelfinger bei Bronchiektasien durch Stauungserschei-
nungen oder sonstige unbekannte trophoneurotische Störungen an den Extremitäten das Kältegefühl zustande kommt. Im Zusammenhang damit prüften wir
auch genauer das Verhalten der *Körpertemperatur* und fanden hier *häufig sub-*

normale Werte. Auch diese Beobachtung haben wir bei anderen Autoren nicht gefunden. Eine Erklärung für das Symptom blieben wir uns allerdings selbst noch schuldig, empfehlen aber diese Beobachtungen der Nachprüfung. Möglich, daß auch hier vasomotorische Einflüsse mit im Spiele sind, worauf in gewissem Sinne die manchmal schon frühzeitig vorhandene Blässe oder aschfahle Verfärbung der Haut hinweisen.

Perkutorisch ist im ersten Stadium nichts festzustellen. Auch die unteren Lungengrenzen zeigen noch ihren normalen Stand und ausreichende Beweglichkeit. Auscultatorisch ist das Atemgeräusch wenig abgeschwächt, mit Ausnahme der Spitzenbezirke, wo die Atmung vielfach rauhen Beiklang, vor allem auch deutlich verlängertes Exspirium zeigt. Knacken oder gar Rasselgeräusche werden in den seltensten Fällen nachweisbar. Diesem geringen oder fehlenden physikalischen Befund geht parallel eine ganz normale Werte ergebende Blutkörperchensenkungsreaktion, vorausgesetzt, daß nicht gleichzeitig eine andere Affektion (Furunculose, Angina, Grippe u. a.) besteht. Wir werden später noch sehen, daß die Sedimentierung der Erythrocyten auch in vorgeschritteneren Stadien der reinen Pneumokoniose normale oder nur wenig beschleunigte Werte zeigt, woraus hervorgeht, daß trotz ausgedehnter pathologisch-anatomischer Prozesse der Organismus im pathologisch-physiologischen Geschehen schwereren Alterationen nicht ausgesetzt zu sein braucht. Daß aber ein normaler Senkungswert bei einem für beginnende Pneumokoniose sonst typischen Krankheitsbild nicht unbedingt *für* Koniose zeugt, erhellt aus der Tatsache, daß das mit Pneumokoniose im ersten Stadium leicht zu verwechselnde Bild der tuberkulösen hämatogenen Aussaat gleichfalls meist normale oder nur wenig beschleunigte Sedimentierungswerte ergibt. Da nun weiter — wie wir unten noch sehen werden — selbst das Röntgenbild bei der Abgrenzung der beiden in Frage kommenden Krankheitsbilder gegeneinander zuweilen im Stich läßt, so bleibt noch die biologische Prüfung mit einem Tuberkulin, um differentialdiagnostisch weiterzukommen. Reine Pneumokoniosen reagieren auf Tuberkulin nicht. Damit soll nicht gesagt sein, daß in diesen Fällen nicht schon einmal eine Tuberkulose vorgelegen haben kann. Aber es liegt die Vermutung nahe, daß bei vielen dieser Fälle infolge günstiger Beeinflussung der Tuberkulose durch die hinzugetretene Koniose eine Umstimmung des Organismus bis zu positiver Anergie eingetreten ist. Dagegen läßt die hämatogene Dissemination, die doch immerhin einen hochaktiven Prozeß darstellt, dementsprechend auch die Impfstellen stark aufflammen, oft mit anschließender Lymphangitis. Hier ist eben ein gewisser Grad von positiver Allergie erreicht, und auch hier sehen wir nicht selten zuletzt eine positive Anergie; dann sind aber die früher nachweisbaren Herde entweder ganz verschwunden oder sie haben sich wesentlich zurückgebildet. Solche Fälle von hämatogener Dissemination wurden von uns eindeutig beobachtet.

Wenden wir uns nun dem Röntgenbild der Pneumokoniose im ersten Stadium zu, so sei vorausgeschickt, daß hier eine Durchleuchtung allein nie befriedigen kann noch darf. Regelmäßig sollte auch eine Aufnahme gemacht werden. Das *Anfangsstadium der Pneumokoniose ist röntgenologisch charakterisiert durch eine symmetrisch über beiden Lungenfeldern auftretende, vermehrte netzartige Zeichnung mit eingelagerten, meist scharf umgrenzten Knötchenschatten, die* fast regelmäßig *vorwiegend in den lateralen Abschnitten* lokalisiert sind. Man spricht vielfach von der symmetrischen, feinen Marmorierung beider Felder. Wir möchten aber die Bezeichnung „Marmorierung" lieber für die Fleckelung bei der hämatogenen Aussaat reserviert wissen, da diese, zum Unterschied von den Knötchenschatten bei Koniose, weichere Schattenbildung aufweist mit weniger scharfer Begrenzung. Am treffendsten scheint uns die Bezeichnung „*Körnelung*" (*Schröder* u. a.) für das Bild der Koniosen, da ein Konfluieren der Herdschatten im Anfangsstadium so gut wie gar nicht beobachtet wird, die Schattenflecke damit isolierter liegend erscheinen.

Ein Rückblick auf die oben geschilderten pathologisch-anatomischen Veränderungen läßt erkennen, daß das Röntgenbild die chronischen Entzündungsvorgänge, die sich an den interlobulären Septen abspielen, wieder gibt, Prozesse, die man als Lymphangitis recularis et nodosa bezeichnet, und die nicht tuberkulöser Natur zu sein brauchen. Wie wir weiter unten bei der Beschreibung des Röntgenbildes des zweiten Stadiums der Pneumokoniose sehen werden, finden wir auch dort Fälle, in denen eine voraufgegangene Tuberkulose aus dem Bild, das der Hilus bietet, nicht angenommen werden kann. Bedenkt man weiter, wie zahlreiche Bergleute usw. tuberkulös erkranken, ohne eine Pneumokoniose zu erwerben, so sprechen doch diese Verhältnisse für unsere Ansicht, daß für das Zustandekommen einer Pneumokoniose eine konstitutionelle Veranlagung vorhanden sein muß. Eine endgültige Erklärung der Frage nach der ätiologischen Bedeutung, die der Tuberkulose bei der Entwicklung der Pneumokoniose zukommt, muß weiterer pathologisch-anatomischer Forschung vorbehalten bleiben.

Bedingt auf der einen Seite die erwähnte Verdickung der Interlobularsepten die so charakteristische feine Wabenstruktur des röntgenologischen Befundes bei Koniosen, so vermißt man auf der anderen Seite stark vermehrte Strangzeichnung, wie sie bei der tuberkulösen hämatogenen Dissemination häufig ist. Das scheint uns von besonderer differentialdiagnostischer Bedeutung. Die Annahme, daß die Tuberkulose als infektiöse Granulationsbildung am Lymphgefäßsystem ausgedehntere Veränderungen bedingt als es die Koniosen tun, kommt auf diese Weise röntgenologisch zum Ausdruck. „Grobe Hilusschatten" (*Saupe*) fanden wir bei reiner Koniose selten; besonders hervortretende Zeichnungen im Hilusgebiet waren uns vornehmlich bei jugendlichen Individuen immer auf gleichzeitig bestehende Tuberkulose verdächtig. Bemerkenswert war weiter das relative Freisein der Spitzenfelder im Röntgenbild der Pneumokoniosen, worauf ja von verschiedenen Autoren schon hingewiesen wurde, während bei der differentialdiagnostisch hier interessierenden tuberkulösen hämatogenen Dissemination die Spitzen meist genau wie die übrigen Lungenpartien gleichmäßig befallen sind. Der Mediastinalschatten weist im ersten Stadium der Koniosen namhafte Verlagerungen nicht auf, das Zwerchfell zeigt beiderseits durchweg normalen Stand und genügende Beweglichkeit. Anders ist das Bild, wenn neben der beginnenden Pneumokoniose noch aktive tuberkulöse Prozesse im Vordergrund stehen. Neben wichtigen klinischen, für Tuberkulose sprechenden Symptomen entscheidet im Röntgenbild Lage, Größe und Weichheit der Fleckschatten. Die Hili treten dann auch meist deutlicher hervor. Die Strangzeichnung zu den Krankheitsherden wird sichtbar. Aber auch hier bestehen vielfach Übergänge, so daß daraus wohl ersichtlich ist, wie schwierig

oft die Diagnose der beginnenden Pneumokoniose ist. Nehmen jedoch die Staub-
ablagerungen im Lungenparenchym an Ausdehnung zu, dann werden sowohl der
klinische Symptomenkomplex wie auch das Röntgenbild eindeutiger.

Die Pneumokoniose im zweiten Stadium ist darum leicht zu diagnostizieren,
mit Ausnahme jener Fälle, wo Pneumokoniose und Tuberkulose zusammentreffen
und die Tuberkulose dabei überwiegt. Erst im zweiten Stadium treten dann klinisch die Symptome hervor, die allgemein schon früher bekannt waren, als deren
markantestes die Kurzatmigkeit. Sie scheint uns nicht nur durch den Ausfall
an atmender Lungenfläche und dadurch hervorgerufener Erschwerung des Sauer-
stoffgaswechsels bedingt, sondern auch Folge ausgedehnteren Ausfalls von elasti-
schen Elementen zu sein. Vielleicht spielt auch gelegentlich eine Reizung oder
Kompression von Nerven mit eine Rolle; Hand in Hand damit sehen wir jetzt
eine gewisse Thoraxstarre und entsprechende Verringerung der Atmungsbreite
mit Tiefertreten der unteren Lungengrenzen sich entwickeln. Die Kurzatmigkeit
zeigt sich zunächst nur bei Anstrengungen, später auch in der Ruhe. In Höhen-
luft nehmen die Beschwerden zu, sahen wir doch bereits bei einem Höhenunter-
schied von wenigen 100 Metern die Kurzatmigkeit sich verschlimmern. Zu dieser
Kurzatmigkeit gesellt sich bald ein quälender trockener Husten, bei dem in vielen
Fällen gar kein oder nur spärlich glasiger Auswurf entleert wird. Expektoran-
tien sind hier zwecklos, Gaben von Jodkali nur angezeigt, wenn man Auswurf
zu diagnostischen Zwecken benötigt. Weiter klagen die Patienten über dauerndes
Kältegefühl an den Extremitäten; die Körpertemperatur zeigt auch hier oft subnormale Werte. Eigentümlich ist das Verhalten des Allgemeinbefindens. Sehen
wir doch sowohl eine allmähliche Zunahme der beschriebenen Krankheitszeichen
wie auch ein plötzliches Versagen gewissermaßen im vollen Gesundheitsgefühl
und voller körperlicher Leistungsfähigkeit. Der physikalische Befund im zweiten
Stadium der Koniosen läßt vorn beiderseits über den infraclaviculären Zonen,
mehr lateral als medial, Klopfschallverkürzung erkennen, die sich auf den gleichen
Partien am Rücken nicht immer eindeutig herausperkutieren läßt. Diesen
Dämpfungsbezirken entsprechen pathologisch-anatomisch diejenigen Lungenpartien, die in der langen Dauer der Staubinhalation am ehesten einer Imprägna-
tion mit Staubteilchen exponiert waren. Es kommt hier, auch mitbedingt durch
die von *Tendeloo* und *Arnold* eingehend studierten Selbstreinigungsprozesse
der Lunge, zur Bildung kleinapfelgroßer, derb-schwieliger Gewebsmassen, die im
Röntgenbild äußerst symmetrisch als intensive Schatten imponieren. Die Atmung ist, wie schon im ersten Stadium, meist über den Spitzen wenig verschärft,
hat im übrigen keinen irgendwie typischen Charakter, wenn man nicht überhaupt
den auffallenden Gegensatz zwischen dem mangelnden klinischen Befund und
den ausgedehnten röntgenologisch nachweisbaren Veränderungen als typisch bezeichnen will. Dasselbe gilt von den hier und da sehr spärlich hörbaren bronchi-
tischen Geräuschen. *In* diesem *zweiten Stadium* läßt das Röntgenbild meist nicht
mehr im Stich. *Die vorher diffus auf beiden Lungenfeldern beobachtete feine, scharfe
Körnelung* erscheint *in den infraclaviculären Zonen beiderseits durch Konfluieren der
Herde verwischt, es haben sich* infolge weiterer Staubimprägnation der Gewebe die
schon erwähnten, *symmetrisch angeordneten Verschattungen ausgebildet,* während die
Spitzenfelder auch in diesem Stadium noch klar sein können. Die Behauptung ver-

schiedener Autoren, diese groben Schattenflecke säßen meist den Hili sofort auf, konnten wir nach unseren Beobachtungen nicht bestätigen, vielmehr scheint uns röntgenologisch eine mehr laterale Lokalisation häufiger zu sein. Dann sind auch die Lungen, wie autoptische Befunde ergeben, in ihren oberen Partien lateral der Pleura adhärent. Dadurch erklärt sich die in diesem Stadium röntgenologisch stets nachweisbare mehr oder weniger starke Verziehung des Mediastinums nach oben mit folgendem Tropfenherz, auf das *Watkins-Pitchford* in seinen Veröffentlichungen hinweist. Gleichzeitig erscheinen die auch im zweiten Stadium kaum veränderten Hilusschatten — wie wir es zu nennen pflegen — „mediastinalfern" gut übersichtlich in die Mittelfelder gerückt. Das Zwerchfell hat normalen Stand, ist höchstens in den zentralen Partien infolge der beschriebenen Mediastinalverlagerung hochgezogen. Gerade diese Bilder lassen oft jede Spur alter tuberkulöser Veränderungen (Kalkschatten) im Hilusgebiet vermissen und damit die tuberkulöse Genese für viele Fälle der Pneumokoniose zweifelhaft erscheinen.

So eindeutig an sich das Röntgenbild in diesem zweiten Stadium für Pneumokoniose ist, so müssen doch noch andere Krankheitsbilder hier erwähnt werden, die wegen der oft frappanten Ähnlichkeit mit den genannten Befunden nicht selten zu Verwechselung und Fehldiagnosen Anlaß geben. Zunächst Lungentumoren. Tatsächlich imponieren Tumoren röntgenologisch als Schatten, wie die oben beschriebenen, jedoch wird das doppelseitige, symmetrische Bild der pneumokoniotischen Veränderungen leicht auf den richtigen Weg führen. Einseitige Befunde kommen nach unseren Erfahrungen, obwohl sie vielfach beschrieben werden, weil angenommen wird, daß infolge des breiten Lumens des rechten Hauptbronchus der Staubimprägnation rechts Gelegenheit zu früherer und schnellerer Ausbreitung geboten sei, nicht vor. Alle unsere einseitigen, auf Pneumokoniose verdächtigen Fälle stellten sich später als vorwiegend tuberkulöse Prozesse heraus. Eine andere differentialdiagnostische Schwierigkeit kann sich ergeben bei den infraclaviculären tuberkulösen Infiltraten, auf die unsere Aufmerksamkeit durch *Aßmann*, *Simon* und *Redeker* hingelenkt wurde. Wir beobachteten einen Fall, der diese Verhältnisse in ausgesprochener Weise bot. Hier muß letzten Endes die klinische Beobachtung den Ausschlag geben. Wie schon oben dargetan, geben genaue Temperaturkontrollen im Verein mit Tuberkulinproben usw. näheren Aufschluß. Erstere zeigen bei Tuberkulosen erhöhte Werte, bei Koniosen subnormale. Letztere ergeben bei Tuberkulose positiven Ausfall, bei unkomplizierten Koniosen negatives Ergebnis. Die Blutkörperchensenkungsreaktion zeigt bei aktiver Tuberkulose meist beschleunigtere Werte als bei selbst vorgeschrittener Pneumokoniose, obschon wir andererseits verschiedene Fälle beobachteten, wo auch ein ausgedehntes tuberkulöses Frühinfiltrat mit Temperaturen und bacillärem Auswurf fast normale Senkungswerte aufwies. Jedenfalls hatten wir keine Pneumokoniosen im zweiten Stadium mit einer nennenswerten Beschleunigung der Blutkörperchensenkung.

Sehen wir also auf der einen Seite die Abgrenzung einer beginnenden Pneumokoniose gegen die sekundäre hämatogene Dissemination des Erwachsenen erschwert, ist ferner eine ausgebildete Koniose im zweiten Stadium in manchem der tertiären Phthise ähnlich, so wachsen auf der anderen Seite die diagnostischen Schwierigkeiten weiter an, wenn es sich um das Endstadium einer Pneumokoniose handelt. Vornehmlich sind ausgedehnte Zerfallsprozesse maßgebend für die

Schwere der klinischen und röntgenologischen Erscheinungen. Die derben Infiltrate verfallen oft einer sekundären Mischinfektion, deren Endergebnis ein
Krankheitsbild ist, das einer schweren ulcerierenden Tuberkulose ähnelt, und
für das dritte Stadium der Pneumokoniose die Bezeichnung Phthisis atra verständlich macht. Dann ist nicht mehr einwandfrei festzustellen, ob es sich
nur um die Endausgänge einer Koniose handelt, oder ob sich gleichzeitig eine
Tuberkulose hinzugesellt hat. Das subjektive Allgemeinbefinden ist erheblich
gestört, die Patienten klagen über starke Kurzatmigkeit, viel Husten, mit dem
reichlich Auswurf entleert wird. Eine ausgedehnte Bronchitis fehlt jetzt nie im
Krankheitsbild. Daß nun die Auswurfsuntersuchung vor allem Interesse erheischt
zur Klärung der Diagnose, ist selbstverständlich aber auch prognostisch wichtig,
weil ein jetzt auftretender positiver Bacillenbefund die an sich schon ungünstige
Prognose desolat erscheinen läßt. Die in den früheren Stadien beobachtete subnormale Temperatur macht jetzt meist subfebrilen Werten Platz. Desgleichen
ist auch die Blutsenkung so stark beschleunigt, daß sie an sich differentialdiagnostisch an Wert einbüßt und weder für das eine noch gegen das andere spricht.
Der Horchbefund läßt alle Verschiedenheiten des Atemgeräusches erkennen,
häufig ist Bronchialatmen, seltener Kavernenjuchzen. Jedenfalls deuten die
Symptome darauf hin, daß ausgedehnte Zerfallsprozesse in den Lungen stattgehabt haben, die autoptisch als konfluierende bronchopneumonische Herde,
Infiltrationen und echte Kavernenbildungen den klinischen Befund bestätigen.
Dem entspricht auch *das Röntgenbild, das in den vorgeschrittenen Stadien* bei
Pneumokoniosen *zwar noch die Symmetrie der vorangegangenen Stadien in etwa erkennen läßt, im übrigen aber durch eine mehr irregulär werdende Zeichnung* der einzelnen Herdschatten und größere Verschattungen, auch selbst Aufhellungen, *dem
Bild einer exsudativ-broncho-pneumonischen Tuberkulose immer mehr gleicht.* Wir
sahen massive Verschattungen von der Klavikel bis zum Zwerchfell, in den Unterfeldern bohnengroße, weiche konfluierende Herdschatten in Ober- oder Mittelfeldern
kreisrunde Aufhellungen. Die Hili sind vielfach nicht mehr genau abzugrenzen
gegen die bronchopneumonischen Veränderungen, das Mediastinum nach oben und
seitlich verzogen. Die Pleura ist jetzt wohl selten unbeteiligt an den Prozessen.
Ausgedehnte Verwachsungen einerseits, Verlust elastischer Gewebselemente und
Erweiterung der Bronchialäste andererseits begünstigen die Bildung von Bronchiektasien mit ihren Folgezuständen. Aus alledem geht hervor, daß jetzt eine Abgrenzung zwischen Pneumokoniose und Tuberkulose nicht mehr möglich ist;
beide Krankheitsprozesse halten sich wohl an Schwere das Gleichgewicht. Wir
sind nach unseren Erfahrungen auch zu der Überzeugung gekommen, daß eine
Pneumokoniose im dritten Stadium auch ohne gleichzeitig bestehende Tuberkulose eine ausnahmslos schlechte Prognose bietet. Dabei ist von nebensächlicher
Bedeutung, ob sich, wie man bei röntgenologischen Kontrollen zuweilen sieht,
der Krankheitsprozeß zuletzt vornehmlich nur auf einer Lunge weiter ausdehnt.

Die anatomischen Veränderungen bei Pneumokoniosen jedes Stadiums sind
irreparabel. Daraus ergibt sich, daß das therapeutische Rüstzeug — an sich
schon außerordentlich gering — vollkommen im Stich läßt, wenn nicht durch
organisierte Prophylaxe dem Entstehen oder Weiterschreiten der Koniosen vorgebeugt wird. Es hat nicht an guten Vorschlägen gefehlt, durch Reihenunter-

suchungen von einer massigen Staubinhalation exponierten Arbeitern die ausgebrochene Erkrankung am Fortschreiten zu hindern. Wir verweisen hier auf die Arbeiten von *Koelsch, Böhme, Purdy* u. a. Wenn auch von verschiedenen Autoren das Erfordernis der Beseitigung pneumokoniotischer Arbeiter aus den Untertagebetrieben als überflüssig erachtet wird, so dürfte doch die Progredienz, mit der wir im allgemeinen die Fälle ohne jegliche Berufsprophylaxe verlaufen sehen, eine Mahnung sein, bei einer an sich unheilbaren Krankheit zum mindesten den Versuch zu machen, das Leiden durch Schonung, Berufswechsel usw. in einem stationären Zustand zu halten. Die Fälle, die nach unserer Einteilung dem ersten Stadium angehören, sind, wenn sie klinisch und röntgenologisch rechtzeitig erfaßt werden, noch vollkommen arbeitsfähig, müssen aber stark staubhaltigen Betrieben ferngehalten werden. Wir glauben nach unseren Erfahrungen dann eine weitere Progredienz des Leidens mit ziemlicher Gewißheit ausschließen zu dürfen. Weniger günstig gestaltet sich schon die Voraussage bei Pneumokoniosen im zweiten Stadium. Zunächst ist hier natürlich von Bedeutung, welche Staubart die Veränderungen in den Lungen bedingte. Es wurde oben dargetan, daß Metallstaub und Quarzstaub gefährlicher sind als Kohlenstaub, und die Vermutung liegt nahe, daß eine Eisenstaublunge im zweiten Stadium eher progredient ins dritte Stadium übergeht als eine Kohlenstaublunge. Dann stehen im zweiten Stadium jeder Koniose, auch der Kohlenhauerlunge, die subjektiven Beschwerden schon derartig im Vordergrund, daß nur noch eine leichte Arbeit über Tage oder außerhalb von Metallschleifereien usw. zuzuweisen ist. Damit Hand in Hand hat eine in möglichst kurzen Zeitabständen erfolgende ärztliche Kontrolle zu gehen, die, wie *Purdy* vorschlägt, unter Umständen eine zwangsweise Entfernung der erkrankten Arbeiter aus den Betrieben bezwecken soll. Die Wichtigkeit dieser Maßnahme beweist ein von *Green* erwähnter Fall von plötzlichem Exitus bei einem Pneumokoniotiker mit nicht spezifischer Kaverne und Empyem, wo der Patient trotz ärztlichen Verbots weitergearbeitet hatte.

Pneumokoniosekranke im dritten Stadium sind vollkommen erwerbsunfähig und sollten stets invalidisiert werden.

Nach dem Gesagten deckt sich die Therapie im großen ganzen mit der Prophylaxe. Bei der Einstellung von Bergarbeitern mag es, wie *Böhme* berichtet, gelingen, durch sorgfältige Auswahl Schwächlinge und zu Tuberkulose Disponierte zurückzuweisen und dadurch die Zahl der Tuberkulösen unter den Bergarbeitern niedrig zu halten. Die zu Koniose Disponierten wird man nicht herausfinden können, und so scheinen uns von Zeit zu Zeit angestellte klinische und röntgenologische Kontrolluntersuchungen angezeigt (Reihenuntersuchungen), um die Frühfälle aus den für sie weiterhin schädlichen Betrieben herauszunehmen. Gewiß werden hier manche Fälle miterfaßt werden, die trotz bereits für Pneumokoniose typischen Befund evtl. jahrelang infolge des stationären Zustandes der Veränderungen hätten noch völlig — auch für Untertagearbeit — arbeitsfähig bleiben können. Diese Fälle müssen aber im Interesse der Gesamtheit mit in Kauf genommen werden. Nach alledem ist es zwecklos, Pneumokoniotiker in eine Heilstätte zu schicken; denn mehr als eine vorübergehende Erholung kann bei den wirklich Kranken nicht mehr erzielt werden.

Eine Abgrenzung der verschiedenen Stadien der Pneumokoniosen gegeneinander oder die Unterscheidung von Tuberkulose und Pneumokoniose ist nach dem Gesagten

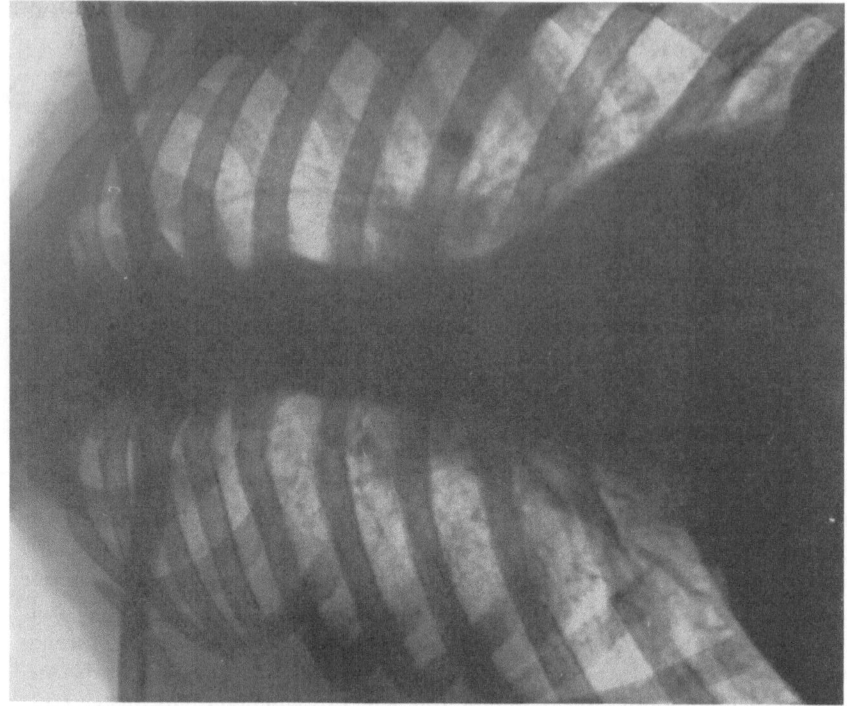

Abb. 2. Tonstaublunge im ersten Stadium. J. J., 42 Jahre alt. 13 Jahre Tonröhrenfabrik. Subjektiv: Wohlbefinden. Objektiv: Kein eindeutiger Befund. Röntgen: Symmetrische Körnelung beiderseits, vornehmlich in den lateralen Lungenpartien.

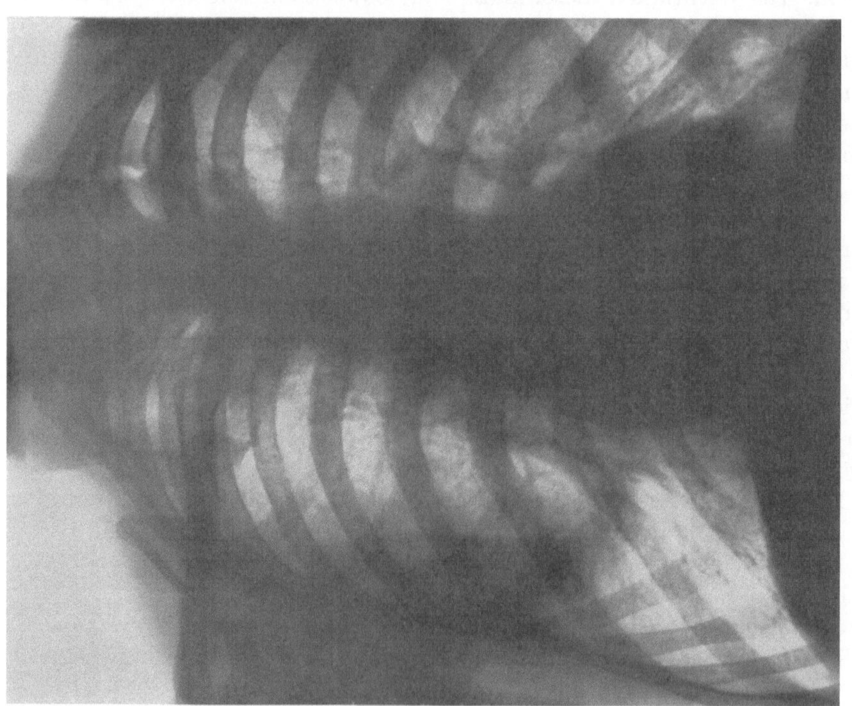

Abb. 1. Beginnende Pneumokoniose. J. P., 48 Jahre alt, 30 Jahre vor Stein und Kohle gearbeitet. Subjektiv: Relatives Wohlbefinden; kalte Hände und Füße. Objektiv: Subnormale Temperatur. Im übrigen kein eindeutiger Befund. Röntgen: Diffuse Körnelung in beiden Lungen.

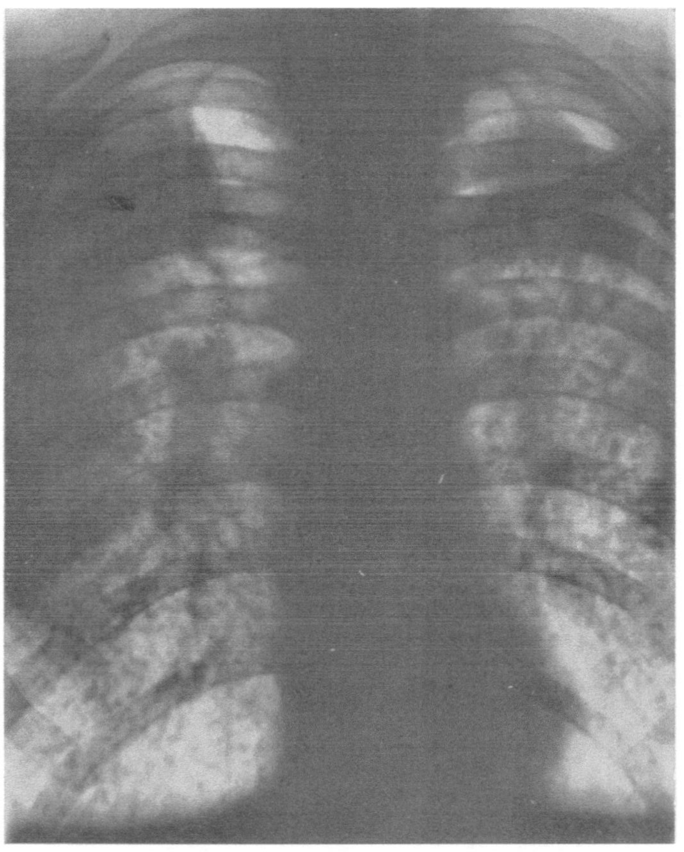

Abb. 3. Metallschleiferlunge im ersten Stadium. R. P., 52 Jahre alt. 8 Jahre als Degenschleifer tätig gewesen. Subjektiv: Allgemeine Mattigkeit, geringe Kurzatmigkeit. Kalte Extremitäten. Objektiv: Geringe bronchitische Geräusche. Subnormale Temperatur. Röntgen: Scharfe, symmetrische Körnelung beiderseits in den lateralen Lungenpartien.

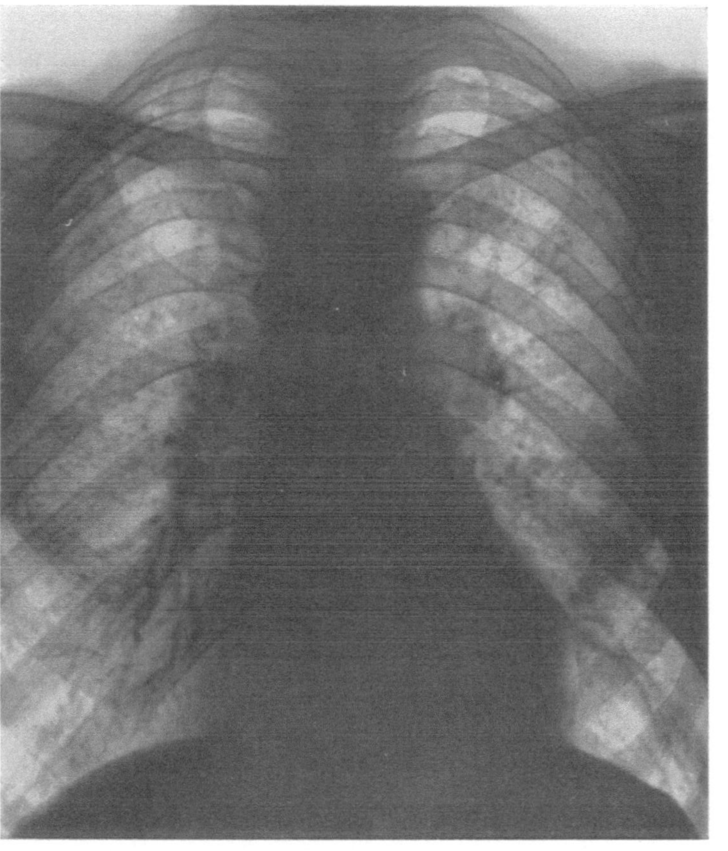

Abb. 4. Kohlenstaublunge im zweiten Stadium. I. d. B., 42 Jahre alt. 25 Jahre vor Kohle gearbeitet. Subjektiv: Starke Kurzatmigkeit, starker Husten, kein Auswurf, kalte Extremitäten; subnormale Temperatur. Objektiv: Atmung im ganzen abgeschwächt; kein Katarrh; Blutsenkung normal. Röntgen: Symmetrische Fleckelung beider Lungenfelder mit relativem Freisein der Spitzen. Beiderseits infraclaviculär kleinapfelgroße Verschattungen. Hili mediastinalfern, Tiefstand des Zwerchfells.

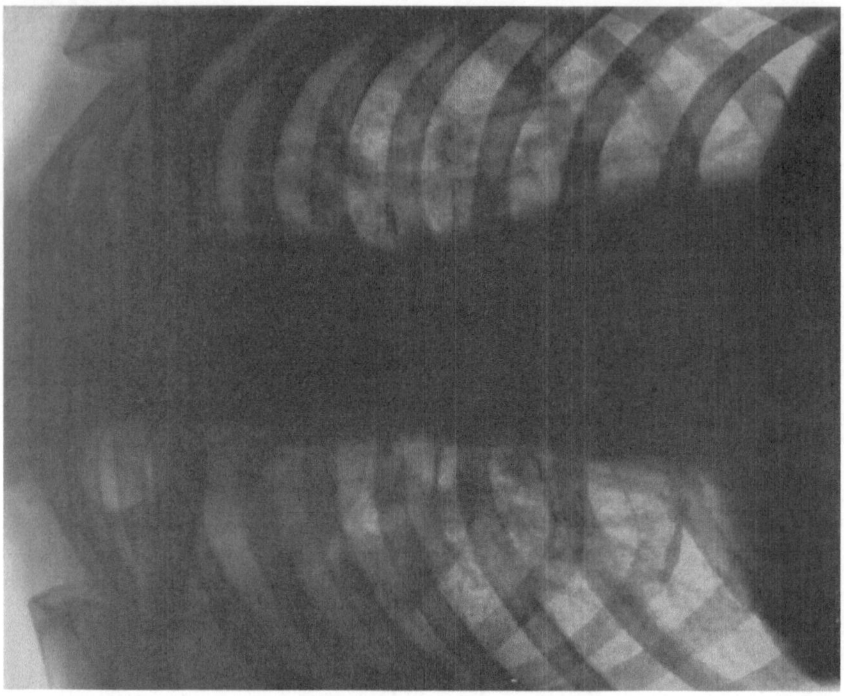

Abb. 6. Kohlenstaublunge im zweiten Stadium. S. E., 52 Jahre alt, 34 Jahre vor Kohle gearbeitet. Subjektiv: Sehr starke Kurzatmigkeit, Husten, sehr wenig Auswurf. Kalte Extremitäten. Objektiv: Anämie, subnormale Temperatur. Abgeschwächtes Atmen; kein Katarrh; Tiefstand der unteren Lungengrenze. Normale Blutsenkung. Röntgen: Symmetrische Körnelung beider Lungen mit Verschattungen beiderseits infraclaviculär; Hili sehr klein, mediastinalfern, Mediastinum selbst hochgezogen, breite Intercostalräume, Tiefstand des Zwerchfells.

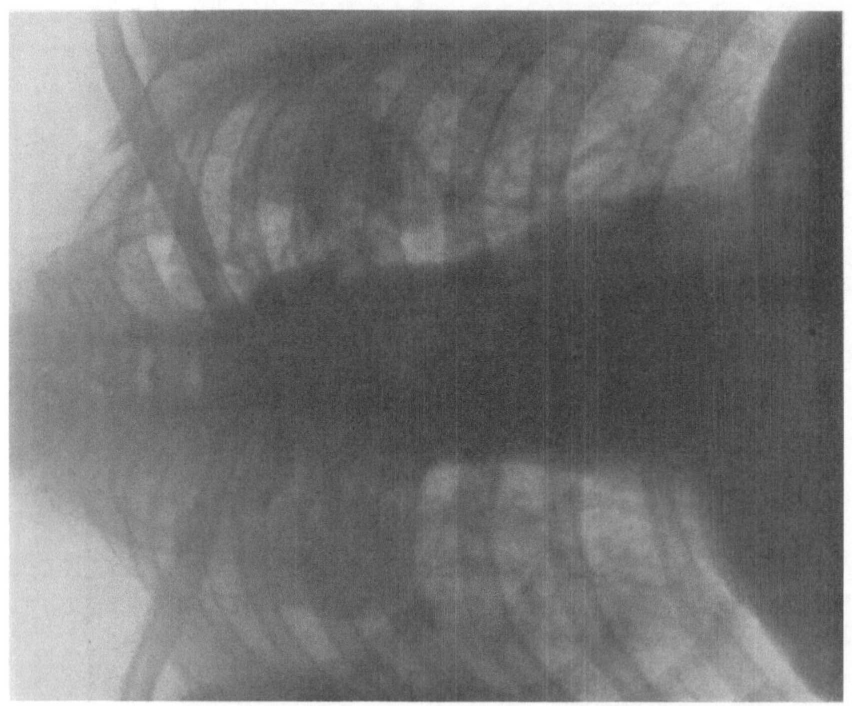

Abb. 5. Erzstaublunge im zweiten Stadium. B. C., 46 Jahre alt, 30 Jahre im Erzbergwerk gearbeitet. Subjektiv: Kurzatmigkeit, kein Auswurf, kalte Extremitäten. Objektiv: Kein eindeutiger Befund: normale Blutsenkung. Röntgen: Symmetrische Verschattungen beiderseits im infraclaviculären Bezirk; Hili klein und mediastinalfern. (Patient wurde unter der Diagnose Tumor eingewiesen!)

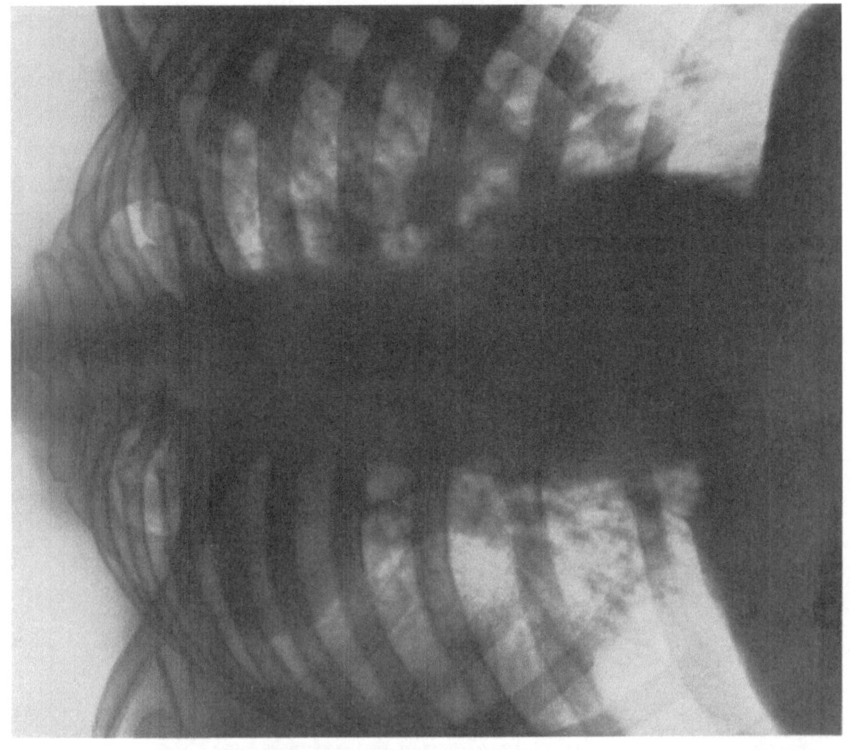

Abb. 8. Erzstaublunge im dritten Stadium, kompliziert durch offene Tuberkulose. H. G., 41 Jahre alt, 17 Jahre vor Eisenerz. Subjektiv: Kurzatmigkeit, Mattigkeit, Husten, Auswurf, Gewichtsverlust. Objektiv: Dämpfung rechts oben mit Bronchialatmen und Katarrh. Bacillärer Auswurf: stark beschleunigte Blutsenkung. Erhöhte Temperatur. Röntgen: Vorwiegend einseitiger Prozeß, ohne nennenswerte Symmetrie. Grobe Hili, vereinzelte bronchopneumonische Herde.

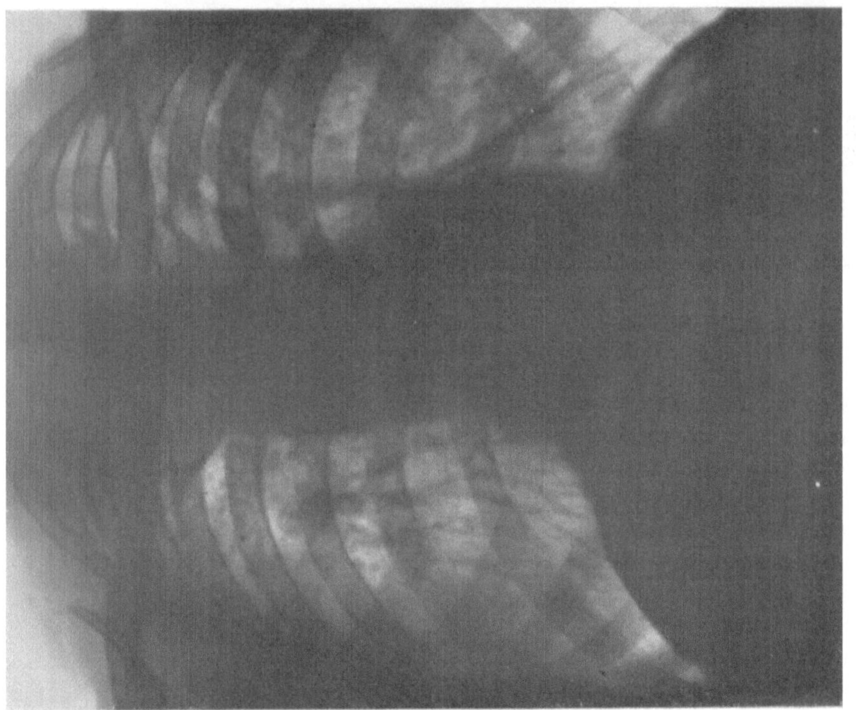

Abb. 7. Braunkohlenstaublunge im 2. Stadium. W. J., 51 Jahre alt. 27 Jahre im Braunkohlenwerk tätig gewesen. Subjektiv: Kurzatmigkeit, Husten, kein Auswurf. Objektiv: Bronchitis; normale Senkung. Röntgen: Scharfe Körnelung beiderseits in den lateralen oberen Lungenpartien. Hili klein und mediastinalfern. Mediastinum hochgezogen.

möglich, jedoch oft sehr schwierig. *Die Übergänge, vor allem im Röntgenbilde, sind fließend, und es bedarf peinlicher Kritik, um differentialdiagnostische Irrtümer zu vermeiden.* Wir lassen eine Reihe Röntgenbilder folgen, die, da typisch, geeignet erscheinen, als Grundlage für unsere relativ schematische Einteilung zu dienen.

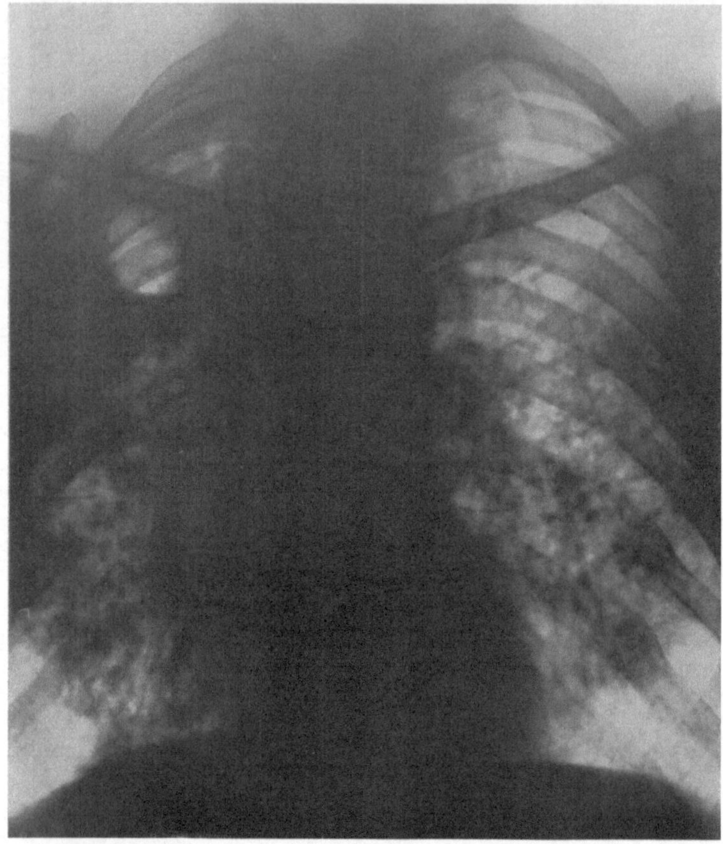

Abb. 9. Kohlenstaublunge im dritten Stadium, kompliziert durch offene Tuberkulose. B. J., 52 Jahre alt. 27 Jahre vor Stein und Kohle. Subjektiv: Kurzatmigkeit, viel Husten, Auswurf, starke Mattigkeit. Objektiv: Dämpfung rechts oben mit Bronchialatmen und Kavernenjuchzen; ausgedehnter Katarrh. Sehr stark beschleunigte Senkung. Erhöhte Temperatur. Bacillärer Auswurf. Röntgen: Symmetrische Fleckelung beider Lungen. Rechts oben Kaverne und laterale Schwarte. Im rechten Mittelfeld weiche, exsudative Herde. Mediastinum stark verzogen.

Zusammenfassung.

Für die Entstehung der Pneumokoniosen wird in erster Linie eine konstitutionelle Veranlagung verantwortlich gemacht, die ihrerseits bedingt ist durch eine gewisse Insuffizienz des reticulo-endothelialen-histiocytären Zellsystems in den Lungen. Unter Hinweis auf die diagnostischen und differentialdiagnostischen Schwierigkeiten bei Pneumokoniosen wird im weiteren versucht, durch Aufstellung einer Einteilung in drei Stadien, die die gleichzeitigen klinischen und röntgenologischen Symptome hervorhebt, unter Verwertung eigener, zum Teil neuer Beobachtungen, diese Schwierigkeiten zu mindern. Typische Röntgenbilder erläutern den Text.

Literaturverzeichnis.

Albert, Vereinsbl. d. pfälz. Ärzte. 1909. — *Assmann,* Klinische Röntgendiagnostik der inneren Erkrankungen 1924. — *Aschoff,* Lehrbuch der pathol. Anatomie. — *Boehme, A.,* Fortschr. a. d. Geb. d. Röntgenstr. **19,** H. 3. — *Boehme, A.,* Beitr. z. Klin. d. Tuberkul. **61.** — *Börner, Patzelt, Gödel* und *Standenath,* Das Reticuloendothel. 1925. — *Brauer, Schröder* und *Blumenfeld,* Handbuch der Tuberkulose. — *Dietlen,* Ref. a. d. Kongr. d. dtsch. Ges. f. inn. Med. in Wiesbaden 1927. — *Eggers,* Beitr. z. Klin. d. Tuberkul. **47.** 1921. — *Eickenbusch,* Beitr. z. Klin. d. Tuberkul. **64.** — *Ickert,* Tuberkul.-Bibliothek **15.** — *Holtzmann* und *Harms,* Tuberkul.-Bibliothek **10.** — *Huebschmann,* Beitr. z. Klin. d. Tuberkul. **55.** — *Kaufmann,* Lehrb. d. spez. pathol. Anatomie. — *Klehmet,* Beitr. z. Klin. d. Tuberkul. **46.** — *Koelsch,* Beitr. z. Klin. d. Tuberkul. **42.** — *Koelsch,* Zentralbl. f. d. ges. Tuberkuloseforsch. **21.** — *Koopmann,* Virchows Arch. f. pathol. Anat. u. Physiol. **253.** — *Legge* (zit. nach *Warnecke*)-*Neumann,* Die Klinik der beginnenden Tuberkulose Erwachsener. — *Pancoast* (zit. nach *Kautz*)-*Patschkowski,* Beitr. z. Klin. d. Tuberkul. **57.** — *Ribbert,* Dtsch. med. Wochenschr. 1906, Nr. 40. — *Rodenacker-Wolfen,* Zentralbl. f. d. Gewerbehyg. u. Unfallverhütung **1.** — *Rona,* Beitr. z. Klin. d. Tuberkul. **57.** — *Rössle,* Beitr. z. Klin. d. Tuberkul. **47.** — *Saupe,* Verhandl. d. dtsch. Röntgenges. 1926. — *Schellenberg,* Beitr. z. Klin. d. Tuberkul. **63.** — *Siegmund,* Jahresk. f. ärztl. Fortbild. 1927, H. 1. — *Strauss, O.,* Fortschr. a. d. Geb. d. Röntgenstr. **30.** — *Strümpell,* Lehrb. d. inn. Med. 1925. — *Watkins-Pitchford* (zit. nach *Kalmus* und *Arnstein*).

(Aus der Stadtkölnischen Auguste-Viktoria-Stiftung zu Rosbach-Sieg — Chefarzt: Dr. *Karl Krause* — und der städtischen Fürsorgestelle für Lungenkranke in Köln — Stadtarzt: Dr. *Courage.*)

Über das Schicksal Offentuberkulöser in 25 Jahren.

Von
Dr. K. Krause.

(Eingegangen am 30. Juli 1927.)

Bei Personalermittelungen früherer Krankenhauspfleglinge ergeben sich erhebliche Schwierigkeiten, wenn ein längerer Zeitraum seit dem Anstaltsaufenthalt verstrichen ist. Wir haben uns deshalb bei unseren Nachforschungen nach dem Schicksal Offentuberkulöser, die seit Bestehen unserer Heilstätte — Oktober 1902 — bis vor 5 Jahren hier behandelt wurden, von vornherein auf Kranke aus dem Stadtbezirk Köln beschränkt, wo uns die städtische Lungenfürsorgestelle zu einer möglichst genauen Ermittelung zur Verfügung stand. Und selbst hier zeigte es sich, daß nur über etwa die Hälfte dieser früheren Pfleglinge verwertbare Angaben zu erhalten waren. Ferner blieben die Offentuberkulösen der in den Kriegsjahren 1915—1918 in der Heilstätte eingerichteten Reservelazarett-Abteilung unberücksichtigt.

Für die freundliche Unterstützung bei der Ermittelung der Kranken sowie bei den Nachuntersuchungen in der städt. Fürsorgestelle bin ich Herrn Stadtarzt Dr. *Courage* zu großem Dank verpflichtet.

Es wurden über 969 Offentuberkulöse, die in der Zeit vom 1. XI. 1902 bis zum 31. III. 1923 Kur gemacht haben, Nachforschungen angestellt. Über das Ergebnis soll kurz berichtet werden, die weitere Verarbeitung des gewonnenen Materials muß einer späteren Arbeit vorbehalten bleiben. Von den 969 Kranken wurden 359, das sind etwa 37%, als lebend ermittelt. Und zwar verteilen sich diese 359 auf die einzelnen Jahrgänge wie folgt:

Im Frühjahr 1927 leben noch

        aus 1902—1905 (31. III.) 41%
        „ 1905—1908 (31. III.) 30%
        „ 1908—1910 (31. III.) 31%
        „ 1910—1912 (31. III.) 43%
        „ 1912—1914 (31. III.) 45%
        „ 1914—1918 (31. III.) 25%
        „ 1918—1921 (31. III.) 37%
        „ 1921—1923 (31. III.) 40%

Diese Zahlen bleiben aber hinter den wirklichen Verhältnissen zweifellos nicht unerheblich zurück. Konnten doch von den nicht Ermittelten bzw. nicht lebend Ermittelten aus den Jahrgängen 1921—1923, die unseren Feststellungen noch am nächsten und günstigsten lagen, nur 33% als gestorben ermittelt werden. Dabei konnte, nebenbei bemerkt, nicht immer festgestellt werden, ob Tuberkulose die Todesursache gewesen war. Die übrigen sind als verzogen, mehrfach umgezogen, ausgewandert, nicht mehr auffindbar usw. vermerkt. Wenn wir von diesen noch 3% als lebend annehmen, so glauben wir damit eher zu niedrig als zu hoch gegriffen zu haben. Die oben errechnete Durchschnittszahl von 37% erhöht sich damit auf 40%.

Bei den einzelnen Jahrgängen fällt, wenn wir von den Kriegsjahren absehen, das ziemlich weitgehende Übereinstimmen der Zahlen auf. *Es scheint sich* demnach nach unseren Feststellungen *das Schicksal des Offentuberkulösen innerhalb von 5 Jahren nach der Heilstättenkur zu entscheiden.* Lebt er dann noch, so kann er im allgemeinen auch noch auf eine weit längere Lebensdauer rechnen und, wie wir gleich sehen werden und schon hier hinzufügen wollen, auch auf eine längere Dauer seiner Arbeitsfähigkeit.

Das so sehr ungünstige Ergebnis der in den Kriegsjahren Behandelten dürfte seinen Grund darin haben, daß damals in der Zivilabteilung der Heilstätte überwiegend schwere vorgeschrittene Fälle zur Aufnahme kamen, die den schlechten Verhältnissen der letzten Kriegs- und Nachkriegsjahre mit all ihren Folgen (Fehlen von Krankenhausbehandlung und Wiederholungskuren) in großer Zahl zum Opfer fielen.

Die 359 als lebend Ermittelten wurden zur Fürsorgestelle vorgeladen. 28 entschuldigten ihr Ausbleiben schriftlich oder mündlich durch Angehörige, meistens wegen Arbeit, 3 wegen ihres Lungenleidens. Diese letzteren erbaten erneute Behandlung bzw. Heilstättenkur. 227 erschienen und wurden von uns untersucht. Von den 104 Nichtreagierenden kann ohne weiteres angenommen werden, daß sie sich im wesentlichen beschwerdefrei fühlten und arbeitsfähig waren. Andernfalls würden sie die Gelegenheit benutzt haben, irgend etwas für sich zu erreichen, wie dies die 3 obenerwähnten und verschiedene von den zur Untersuchung Erschienenen versuchten, besonders da die Vergütung etwaiger Unkosten zugesichert war.

Die 227 Nachuntersuchten standen im Alter von 25 bis 69 Jahren. Die meisten waren in ihrem Beruf geblieben, nur ein geringer Teil hatte den ursprünglichen Beruf mit einem leichteren vertauscht. Bei 77 hatte erst eine 1- oder 2-malige Wiederholungskur den endgültigen Erfolg gezeitigt, vereinzelt waren bis zu 5 Kuren erforderlich gewesen. 15 hatten jahrelang im Krieg Frontdienst getan. Voll arbeitsfähig mit geringen Unterbrechungen seit der Kur waren gewesen nach ihrer eigenen Angabe 131 Kranke, und zwar wurde oft ausdrücklich betont, daß dauernd schwere körperliche Arbeit verrichtet worden sei; 38 gaben an, nur beschränkt arbeitsfähig zu sein; 58 waren invalide. Demnach sind von den 359 lebenden, früheren Pfleglingen noch 298 = 83% arbeitsfähig, und davon der größere Teil noch voll arbeitsfähig. Auf die Stadien nach *Turban-Gerhardt* während der Heilstättenkur verteilt, ergeben sich folgende Zahlen:

```
Stad. I . . . . . . 37, davon voll arbeitsf. 28, beschr.  2, inval.  7.
Stad. II . . . . . 68,   „      „      „     36,   „    16,   „    16.
Stad. III . . . . .122,   „      „      „     67,   „    20,   „    35.
```

Ein deutlicher physikalischer Befund war in 107 Fällen festzustellen, manchmal war er genau der gleiche geblieben wie bei der Entlassung aus der Heilstätte. Die Frage nach der Aktivität der nachgewiesenen Veränderungen mußte mangels genauerer Untersuchungsmöglichkeit oft offen bleiben. 120 Fälle boten außer geringen Veränderungen der Atmung keinen Befund. Erwähnt sei noch, daß unter den nachuntersuchten Arbeitsfähigen 28 frühere Kavernenträger waren. Über diese und den erhobenen Röntgenbefund soll an anderer Stelle berichtet werden.

Wenn wir sehen, daß für fortgeschrittene Tuberkuloseformen im allgemeinen eine Krankheitsdauer von 2—4 Jahren angenommen wird (*Harms-Pöhlmann*), die durch gelegentliche Krankenhausbehandlung um 50—100% erhöht werden kann, so sprechen die von uns gewonnenen Zahlen eine beredte Sprache für den Wert der Heilstättenbehandlung. Wir können der Ansicht von *Ritter*, der die Behandlung der Offentuberkulösen im allgemeinen dem Krankenhaus vorbehalten wissen will, nicht beipflichten, sondern müssen entschieden *Kayser-Petersen* recht geben, der der Heilstättenbehandlung auch Offentuberkulöser das Wort redet.

Zusammenfassung.

Von 969 in der Heilstätte behandelten Offentuberkulösen aus den Jahren 1902—1922 lebten im Frühjahr 1927 noch 40%, von diesen waren 83% noch arbeitsfähig. Die Prozentsätze der einzelnen Jahrgänge zeigen keine sehr wesentlichen Unterschiede, so daß der Schluß berechtigt erscheint, daß ein 5 Jahre nach der Heilstättenkur noch lebender Offentuberkulöser Aussicht auf eine noch weit längere Dauer seines Lebens und seiner Arbeitsfähigkeit hat.

Der klinische und soziale Wert der Heilstättenbehandlung für Offentuberkulöse ist damit erwiesen.

Literaturverzeichnis.

Harms und *H. Wangrin*, Beitr. z. Klin. d. Tuberkul. **63**, 5. — *Kayser-Petersen*, Beitr. z. Klin. d. Tuberkul. **63**, 5. — *Ritter*, Münch. med. Wochenschr. 1925, S. 1609. — *Pöhlmann*, Tuberkul.-Fürs.-Blatt **13**, Nr. 7.

(Aus der Stadtkölnischen Auguste-Viktoria-Stiftung zu Rosbach-Sieg — Chefarzt: Direktor Dr. *Karl Krause*.)

Pleuritische Residuen in ihrer Bedeutung für das Zustandekommen von Herzstörungen. Zugleich ein Beitrag zur Prognose hochgradiger Mediastinalverlagerungen.

Von
Dr. Franz Loben,
Sekundärarzt der Anstalt.

Mit 4 Abbildungen im Text.

(Eingegangen am 27. Juli 1927.)

Die mannigfachen Beschwerden, die sich sowohl bei beginnender Lungentuberkulose als auch bei chronischen Phthisen von seiten des Herzens und des Magen-Darmtraktus zeigen, sind hinreichend erörtert. Ihre Genese ist und bleibt in vielen Fällen solange unklar, als uns eine genauere Kenntnis der abnormen Vorgänge im vegetativen Nervensystem versagt ist und auf der anderen Seite der Begriff des „tuberkulotoxischen" ein Sammelbegriff für unerklärliche Symptome bleibt. So viel steht jedoch fest, daß für das Zustandekommen vieler der genannten Beschwerden *rein mechanische Momente* anzuschuldigen sind. Das gilt in erster Linie für die bei Tuberkulose so häufigen Herzstörungen.

Tachykardie, Palpitationen und Extrasystolie sind Beschwerden, die manchen Patienten — sehr gern nach Überstehen einer Influenza! — zum ersten Male zum Arzt führen. Manchmal mögen es postgrippöse Residuen nervöser Ätiologie sein, oft sind es Manifestationen einer Tuberkulose. Sie können sich freilich in wenigen Wochen verlieren, sollten aber stets für den Arzt den Anlaß zu eingehender klinischer und röntgenologischer Untersuchung der Lungen sein.

Im jugendlichen, selten auch im späteren Alter sind es chronisch verlaufende Formen der Tuberkulose — so auch das von *Hollo* als „juvenile Tuberkulose" beschriebene Krankheitsbild —, die sich vornehmlich durch unbestimmte Beschwerden, vor allem Herzstörungen, klinisch dokumentieren. Gehen wir diesen Fällen nach, dann haben wir meist erethische, vasolabile Individuen vor uns, klinisch auf den Lungen geringen Befund, röntgenologisch vielfach Dissemination und feine, spangenförmige Verschattung vom Hilus zur Peripherie. Diese Spangen sind rechts entschieden häufiger zu beobachten als links und sitzen dem Hilus breitbasig auf. Meist sind es *Schwarten*, die auf *abgelaufene Interlobärpleuritis* deuten (Abb. 1). Und wenn diese, sich oft unscheinbar ansehenden Pleuraschwarten so gerne mit Herzstörungen zusammen auftreten, so erfährt dadurch die in der Literatur schon mehrfach erwähnte Vermutung eine Erhärtung, daß bei Interlobärpleuritis häufig *ursprünglich ein entzündlicher Erguß im Mediastinum* bestand, der *später* seitlich *in den Interlobärspalt* drang. Wir werden nämlich weiter unten sehen, daß viele

der bei Tuberkulose auftretenden Herzstörungen rein mechanisch durch pleuritische Residuen *innerhalb des Mediastinums* bedingt werden, und daß wir auf
Grund meiner Beobachtungen an einem umfangreichen Material zu der Ansicht
gekommen sind, *daß geringe pleuritische Veränderungen am Mittelfell* weit umfang-
reichere Symptome von seiten des Herzens und der großen Gefäße zu machen
pflegen als *hochgradige Verziehungen der ganzen Mediastinalorgane* durch laterale

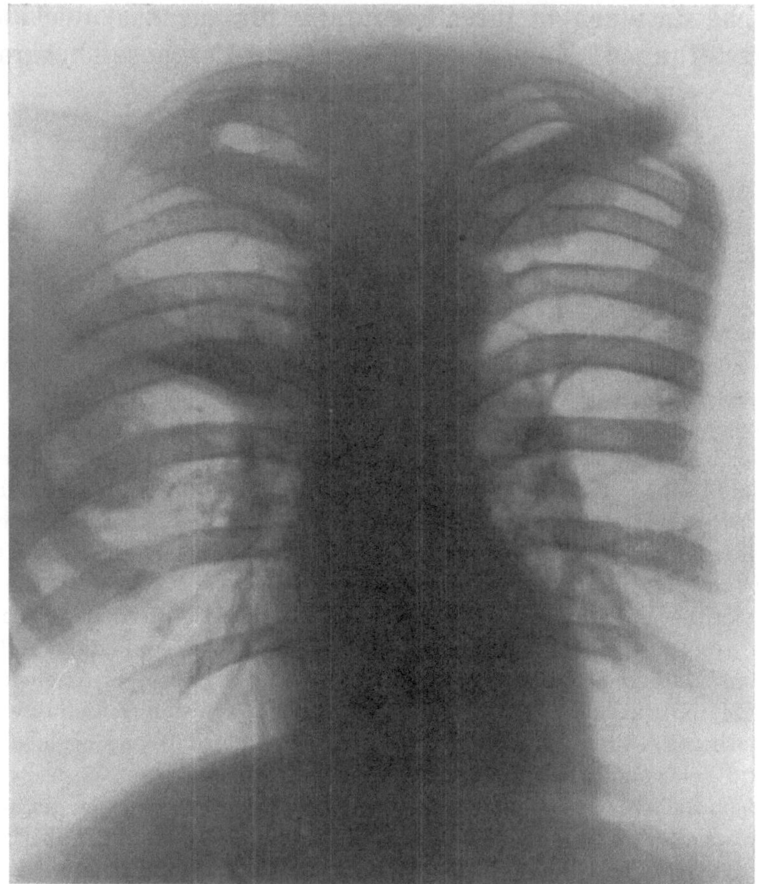

Abb. 1. Abgelaufene Interlobärpleuritis mit spangenförmigem, dem Hilus breitbasig auf-
sitzendem Schwartenschatten. — Subj. Herzstörungen; obj. leises Geräusch.

Pleuraschwarten. Verfolgen wir zunächst kurz das Schicksal der erwähnten Inter-
lobärspangen, so sind sie in doppelter Weise interessant. An vielen von uns beobachteten Fällen von hämatogener Dissemination beim Erwachsenen sahen wir
im Röntgenbild gröbere, teils konfluierende, weiche Herdschatten in unmittelbarer
Nähe der Spangen; es ist ja auch bekannt, daß die Assmannschen Infiltrate, die
neuerdings viel Beachtung fanden für die Entwicklung der tertiären Phthise, ihren
Sitz vornehmlich infraclaviculär haben, da, wo wir die schmalen Schwartenschatten
enden sehen. Ob in solchen Fällen ein Zusammenhang zwischen Frühinfiltrat

und Interlobärpleuritis besteht, mag dahingestellt bleiben. Für uns wesentlicher ist der andere Ausgang, den eine Interlobärpleuritis nehmen kann: den der langsamen Ausheilung mit zunehmender Schrumpfung der Lunge und Verziehung des Mediastinums. Hierbei wird sich die Zugwirkung *weniger am Herzen selbst als vielmehr an den großen Gefäßen* bemerkbar machen. Es ist von besonderer Wichtigkeit, hier darauf hinzuweisen, daß die bei pleuritischen Residuen auftretenden Herzstörungen meist von irgendwelchen Traktions-, Torsions- oder Kompressionswirkungen *an den großen Gefäßen* herrühren. Neben autoptischen Beweisen klärt uns hier das Röntgenbild manchen Vorgang auf. Wie oft sehen wir im Röntgenbild eine scheinbar aneurysmatische Erweiterung an der Aorta, die durch doppelseitige, starke Lungenschrumpfung, durch Interlobärschwarten oder den Lungen haubenförmig aufsitzende Spitzenschwarten verursacht wird. Hier sind klinisch Herzgeräusche nicht so selten. Daß sich pathologisch-anatomisch Zustände ausbilden können, die denen bei echten Vitien gleichkommen, erläutern Beobachtungen von *Martini* und *Günther* über die sog. supravalvulären Aortenstenosen. Auch wir beobachteten des öfteren bei einseitiger Verziehung des Mediastinums durch Interlobärschwarten ein deutliches, oft sogar fauchendes Geräusch über dem Herzen, eine Akzentuation des 2. Tons über der Aorta. Die Geräusche können sich mit der Zeit infolge Funktionsanpassung verlieren, können aber auch fortdauern, ja sogar stärker werden. Letzteres trifft vor allem zu nach jenen abgelaufenen Pleuritiden, die *nur im Mittelfell selbst lokalisiert* waren, ohne sich in der Folge zu einem interlobären Prozeß zu entwickeln. Und diese Residuen erheischen hier besonderes Interesse.

Im allgemeinen spricht man der einseitigen, trockenen oder nassen Rippenfellentzündung tuberkulöse Ätiologie zu. Mit Recht. Sie trifft auch zu bei den Fällen der bereits oben beschriebenen Interlobärpleuritis mit *chronischem* Verlauf. Nun gibt es auch Fälle von mediastinaler Pleuritis, oder besser gesagt *Mediastinitis*, die mit den bei kruppöser Pneumonie auftretenden, unspezifischen Ergüssen den stürmisch einsetzenden Beginn gemeinsam haben, in ihrem Verlauf jedoch ungemein chronisch sein können, evtl. lebenslang hartnäckige Beschwerden machen. Sie sind metapneumonischer, seltener tuberkulöser Herkunft und lokalisieren sich als Absackungen in den medialen Anteilen des costalen Pleuraraumes. *Herrnheiser* bezeichnet diese Prozesse als *costo-mediastinale Pleuritiden* bzw. Schwarten. Die costale Komponente ist von manchen Autoren (*Brieger*, *Assmann*) angezweifelt worden. Doch glauben wir an Hand unseres röntgenologischen Materials wahrscheinlich gemacht zu haben, daß die im Röntgenbild nicht gerade selten sichtbaren, zeltförmigen Zackenbildungen längs des Herzrandes bei überstandener Mediastinitis für eine Mitbeteiligung der costalen Pleura sprechen (vgl. Abb. 2). Auf die verschiedenen Formen der mediastinalen Pleuritis — ob im hinteren oder vorderen Mediastinum, ob rechts oder links lokalisiert — sei hier näher nicht eingegangen. Zudem sind ja noch darüber die Meinungen geteilt, ob sich die als Mediastinitis beschriebenen Prozesse als abgesackte Exsudate *nur im Pleuraraum selbst* abspielen *oder auch im eigentlichen Mittelfell*.

Was klinisch bei diesen Entzündungsprozessen im Vordergrund steht, sind Herzstörungen, für deren Zustandekommen die jeweilige Lokalisation des pleuritischen Exsudats bzw. der Schwarte im vorderen oder hinteren Mediastinum relativ belanglos zu sein scheint. Das Mediastinum kann zwar durch laterale Schwarten sekundär seitlich abgezogen, durch Ergüsse oder Pneumothorax abgedrängt werden; in sich selbst ist es dagegen verhältnismäßig starr, so daß eine Anpassung einzelner Organe an aufgetretene pathologische Zustände innerhalb des Mittelfells selbst nur in gewissem Grade erfolgt Das trifft vor allem für das Mediastinum des Erwachsenen zu. So kommt es zu den mannigfachen, subjektiven und objektiven Herzstörungen.

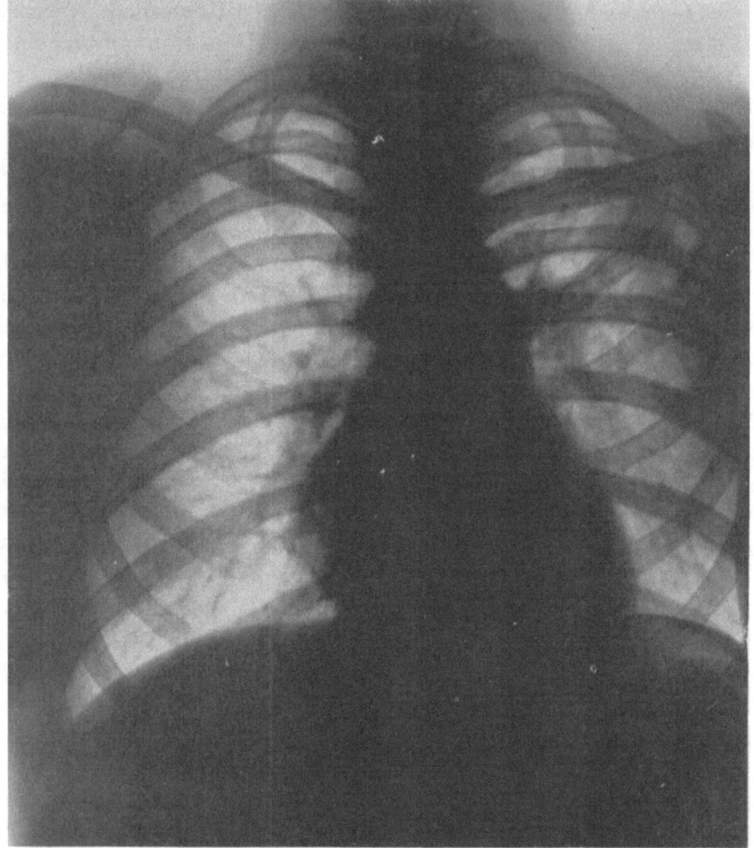

Abb. 2. Abgelaufene costo-mediastinale Pleuritis mit zeltförmigen Adhärenzen längs des rechten Herzrandes. Frische Tuberkulose in der linken Lunge. Klinisch dauernd Herzstörungen.

Starke Kurzatmigkeit, Irregularität des Pulses, Extrasystolie und stechende, plötzlich einsetzende Schmerzen in der Herzgegend beobachteten wir bei einem typischen Fall von Mediastinitis dext. ant.; anamnestisch war eine Pneumonie vorausgegangen, im Laufe der Zeit hatten sich die genannten Beschwerden eingestellt. Objektiv waren inkonstante Herzgeräusche nachweisbar, anfallsweise auftretend. Den Röntgenbefund veranschaulicht Abb. 3. Bemerkenswert ist, daß die Beschwerden von seiten des Herzens sich andauernd verstärkten, so daß wir annehmen mußten, daß sich nach Ablauf einer exsudativen, metapneumonischen Mediastinitis stärkere Schrumpfungsvorgänge innerhalb des Mittelfells abspielten, die einerseits das Herz selbst in Mitleidenschaft zogen, anderseits durch die schon obenerwähnten Traktions- oder Kompressionswirkungen an den großen Gefäßen die genannten Symptome bedingten. Obschon in diesem Falle subfebrile Temperaturen, Leukocytose und stark vermehrte Blutsenkung immer wieder den Verdacht eines noch bestehenden Empyems erweckten, konnte bei mehrfacher, auf Grund röntgenologischer Tiefenbestimmung vorgenommener Punktion weder Exsudat noch Pus gewonnen werden.

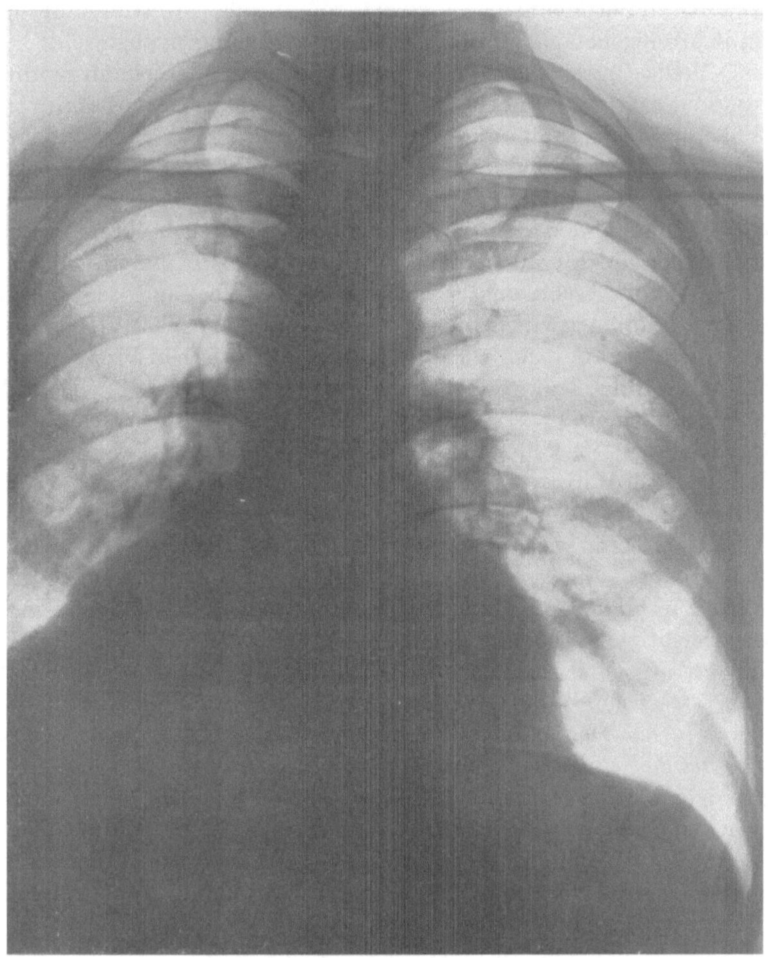

Abb. 3. Abgelaufene Mediastinitis ant. dext. Dreieckiger Schatten, der rechten Herzwand und dem Diaphragma anliegend.

Wie im vorliegenden Falle, so sahen wir Herzstörungen stärkeren Grades in der Mehrzahl der von uns beobachteten Fälle von abgelaufener Mediastinitis. Ich habe an Hand unserer klinischen und röntgenologischen Befunde aus den letzten 15 Jahren die Fälle von ausgesprochener Pleuritis mediastinalis zusammengestellt und kam zu dem Resultat, daß pleuritische Residuen im Mittelfell, verglichen mit der Zahl der lateralen Pleuraschwarten usw. nicht so selten sind. Bei einer für diese Veröffentlichung vorgenommenen Rundfrage an die früheren Patienten unserer Anstalt (bzw. deren Ärzte) wurden *bei überstandener Mediastinitis* von sub-

4*

jektiven Erscheinungen *fast ohne Ausnahme Herzstörungen*, wie Tachykardie, Irregularität und Extrasystolie, als im Vordergrund stehend angegeben. Im Gegensatz hierzu schilderten bei der gleichen Rundfrage die früheren Patienten mit starken und *hochgradigen Mediastinalverlagerungen* durch seitliche Pleuraschwarten usw. ihre *Beschwerden* in der Mehrzahl als *gering*; soweit möglich, wurden an den einzelnen Kranken eingehende, klinische Nachuntersuchungen angestellt.

Ist eine Mediastinitis *tuberkulösen* Ursprungs, dann kann eine vorhandene Tachykardie sehr wohl toxisch bedingt, allerdings auch rein nervös sein, vor allem in jenen Fällen, wo im Latenzstadium der Tuberkulose die Pulsfrequenz nicht sinkt. Für diese Fälle eine bakteriell-toxische, chronische *Myo*karditis stets anzunehmen, wie es in der Literatur mehrfach geschehen, scheint entschieden zu weit gegangen. Die Annahme mag berechtigt sein bei nachweislich vorausgegangenen, starken Infektionen; doch sind uns Fälle bekannt, wo die Herzgeräusche, vor allem im Verein mit überaus beschleunigter Blutsenkung, die eines anderen ätiologischen Momentes, wie Furunkel usw., entbehrte, Vorboten einer *Endo*karditis lenta waren.

Die *Tachykardie* kann bei abgelaufenen, mediastinitischen Prozessen sehr oft rein mechanisch bedingt sein. Dies trifft vor allem für die häufiger beobachteten hinteren Mediastinitiden zu. Zerrung von Nerven einerseits, Ausbildung eines Tropfenherzens anderseits kommen, auslösend, hier in Frage. *Bohland* weist darauf hin, daß die Tachykardie bei Phthisikern sehr oft rein mechanisch zu erklären sei. Daß dies dann vor allem bei schwartigen Veränderungen nach Mittelfellprozessen der Fall sein kann, bedarf wohl kaum der Erwähnung. Stets ist natürlich bei evtl. Tachykardie, der scheinbar eine mechanische Komponente als ätiologischer Faktor zugrunde liegt, auch die jeweilige psychische Einstellung des Kranken zu berücksichtigen. Die gleichgültigen Naturen lassen vielfach eine Tachykardie nur vorübergehend erkennen, Erethiker, lebhafte Menschen fast stets, bei Hypochondern wechseln Tachykardie und Bradykardie miteinander ab.

Bei der *hinteren* Mediastinitis findet auch die schon seltener beobachtete *Akzentuation des 2. Pulmonaltons* ihre Erklärung; denn durch die im Röntgenbild als bandförmiger, der Wirbelsäule parallel verlaufender Schatten nachweisbare Schwarte nach abgelaufener Mediastinitis poster. sinist. werden die Schalleitungsverhältnisse im linken Oberlappen begünstigt, so daß es zu der Akzentuation des 2. Pulmonaltons kommt. Jedenfalls braucht das Symptom nicht als Zeichen einer Hypertrophie des rechten Ventrikels bewertet zu werden. Darauf haben ja bereits *Fürbringer*, *Lüthje* und *Schulte-Tigges* hingewiesen.

Weniger häufig sieht man *Extrasystolie* nach abgelaufenen Mediastinitiden. Daß Extrasystolen, vor allem in den zwanziger Jahren, nach starkem Nicotin- oder Coffeinmißbrauch keine Seltenheit sind, steht fest; auch, daß sie bei der genannten Ätiologie relativ harmloser Natur sein dürften und bei entsprechender Therapie verschwinden. Was nun bei abgelaufener Mediastinitis im Sinne einer mechanischen Genese der gelegentlich bemerkten Extrasystolen zu verwerten sein dürfte, ist die Tatsache, daß die Extrasystolie *bei Lageveränderungen* des Oberkörpers entweder *überhaupt erst auftritt oder sich* zum mindesten bis zu einem gewissen Grade *verstärkt*. Hier finden wir dann Extrasystolie mit *respiratorischer Arhythmie* vergesellschaftet. Wir konnten bei 2 Fällen von abgelaufener Medistinalpleuritis Extrasystolen beobachten, die sich im Liegen fast unerträglich folgten, bei

stark gebücktem Sitzen sofort verschwanden. Andere Noxen, die für das Zustandekommen der Herzstörungen in Frage hätten kommen können, durften ausgeschlossen werden.

Für alle die genannten Herzstörungen brauchen die anatomischen und klinischen Veränderungen am Mediastinum gar nicht allzu ausgedehnt zu sein. Wie
Dietlen noch letzthin auf der Tagung der Deutschen Röntgengesellschaft betonte, *entscheidet* bei derartigen Prozessen nur *das Röntgenbild. Brieger* sagt: „Die Erkenntnis
der Pleuritis mediastinalis ist heute ein röntgenologisches Problem geworden."

Es würde an dieser Stelle zu weit führen, wollte man die Klinik der verschieden lokalisierten Mediastinalpleuritiden auch nur kurz rekapitulieren. Ich ver-
weise hier auf die ausgezeichneten Studien von *Brieger, Schröter, W. Neumann*
und *Assmann.* Nicht unerwähnt bleiben dürfen in diesem Rahmen *Savy* und
Destot, die unsere Aufmerksamkeit zuerst auf die noch zu wenig beobachteten
mediastinalen Prozesse hinlenkten.

Glauben wir, nach unseren Erfahrungen annehmen zu dürfen, daß die *ausgedehnten,* schwartigen Veränderungen im Mediastinum vornehmlich Residuen
postpneumonischer Empyeme — die übrigens sehr mild und äußerst chronisch
verlaufen können (*Brieger!*) — sind, so spricht die Tatsache, daß röntgenologisch
geringe Schwartenbildungen in der unmittelbaren Nähe des Mittelfells so häufig
mit *Tuberkulose* vereint auftreten, dafür, daß hier ursprünglich kleinere, spezifische
Exsudate den jetzigen Schwarten vorausgingen.

Spielt sich eine exsudative Pleuritis im rechten oder im linken Pleuraraum ab,
so nehmen wir meist einen Prozeß auf tuberkulöser Grundlage an. Die klinische
Ausheilung erfolgt oft unter Schwartenbildung; infolge von Schrumpfungsvor-
gängen wird das Mediastinum mehr oder weniger — meist nach der *kranken* Seite
hin — verlagert. Letzthin beobachteten wir allerdings auch eindeutig einen Fall
von hochgradiger *Dextro*kardie nach abgelaufener, schwerster, exsudativer Pleuritis in der *linken* Brustfellhöhle. Gelegentlich kommt es eben infolge ausgedehnter
Pleuraverwachsungen durch fast vollkommene Obliteration der *erkrankten* Pleurahöhle zu totaler Verdrängung des Mediastinums nach der *gesunden* Seite hin, wie
man es sonst bei frischen Ergüssen oder Pneumothorax beobachtet.

Was uns von den *Residuen nach exsudativer Pleuritis in den Brustfellhöhlen
selbst* hier besonders erwähnenswert erscheint, sind die *hochgradigen Mediastinalverlagerungen,* die, im Gegensatz zu den oben besprochenen Residuen nach mediastinaler Pleuritis, entweder *ohne* jegliche *Herzstörungen* bestehen oder den sekundär in Mitleidenschaft gezogenen Organen mit der Zeit die Möglichkeit bieten, sich
den veränderten Lageverhältnissen anatomisch und vor allem funktionell anzu-
passen. *Karl Krause* hat betont, daß eine solche Anpassung um so eher und auch
vollkommener erfolgt, als sich der Krankheits- und dann auch der Heilungsprozeß
in einem noch wachsenden, kindlichen Thorax abspielen.

Betrachten wir die in Frage kommenden Veränderungen, also hochgradige
Verlagerung des Herzens nach der rechten oder der linken Seite, so gehen die An-
sichten der Autoren betreffend Häufigkeit bzw. Überwiegen der einen oder anderen
Affektion auseinander.

Aus den letzten 15 Jahren habe ich aus dem Material unserer Anstalt 71 Fälle
von hochgradiger Mediastinalverlagerung infolge lateraler Pleuraadhäsionen aus-

gewählt, die klinisch wie auch röntgenologisch für unser Thema von Interesse und Bedeutung sind. Unter diesen waren 38 Fälle von Linksverlagerung, 33 Fälle von Rechtsverlagerung. Daraus ergibt sich ein ungefähres prozentuales Verhältnis von 54% (links) zu 46% (rechts). Mit diesen Zahlen nähern wir uns der Ansicht *Oeris*, wonach die *Linksverlagerung häufiger als die Rechtsverlagerung* auftritt, im Gegensatz zu *Segas* Meinung, der die Verlagerung nach rechts als die häufigere bezeichnet. Jedenfalls erheischt das prozentuale Überwiegen der *Linksverlagerung* darum besondere Beachtung, als nicht nur *die subjektiven Beschwerden* hier im allgemeinen *stärker* sind, sondern auch *die Prognose* an sich im ganzen *ungünstiger* ist. Wenn schon oben bei den Herzstörungen nach abgelaufener Medistinalpleuritis darauf hingewiesen wurde, daß die Störungen vornehmlich durch veränderte physikalische Bedingungen an den großen Gefäßen ihre Erklärung finden, so trifft das auch für die bei lateral lokalisierten, pleuritischen Residuen zu. Auffallend ist aber zunächst, daß trotz ausgedehnter Schwartenbildung und nachfolgender Mediastinalverziehung Herzstörungen selten sind. Von den 71 in Frage kommenden Patienten äußerten nur 21 irgendwelche Beschwerden von seiten des Herzens; davon wiesen 13 eine Sinistrokardie, 8 eine Dextrokardie auf. Die Beschwerden waren im wesentlichen starke Dyspnoe bei geringen Anstrengungen, Herzpalpitationen, selten Extrasystolie. Die Fälle von erworbener Dextrokardie sind überhaupt bemerkenswert durch die Geringfügigkeit subjektiver Krankheitssymptome und funktioneller Beeinträchtigung (*K. Krause, Hecht*). Objektiv waren Geräusche nur selten nachweisbar. Bei 2 Fällen von hochgradiger Dextrokardie beobachteten wir typische Anfälle von *Angina pectoris*. Darauf weisen *W. Neumann* u. a. in der Literatur schon hin. Das plötzliche Auftreten dieser Anfälle im Verein mit vorübergehenden Zuständen von Cyanose, vornehmlich der oberen Körperhälfte, läßt daran denken, daß infolge irgendwelcher Lageveränderung der einzelnen Organe zueinander der Symptomenkomplex der Angina pectoris durch Druck oder Zug an den großen Gefäßen ausgelöst wird. Vor allem dürfte hier die Vena cava superior in Frage kommen. Aber auch die Beteiligung des rechten Ventrikels, der bekanntlich bei ausgedehnten Pleuraverwachsungen, Pleurahöhlenobliteration und Mediastinalverlagerung stets eine Überanstrengung erfährt, birgt Gefahren in sich. Daß eine Angina pectoris überhaupt auftreten kann, auch ohne daß die eine anatomische Herzgefäßveränderung bedingenden Noxen vorhanden waren, darf nicht wundernehmen, wo der Symptomkomplex der Angina pectoris nach Ansicht mancher Autoren (*Strümpell*) gar nicht an eine bestehende Coronarsklerose gebunden zu sein braucht.

Sind also Herzstörungen bei hochgradigen Mediastinalverlagerungen an sich nicht so häufig, so können sie aber, wenn sie einmal bestehen, in lebensgefährliche Komplikationen ausarten. *Parisot* und *Morin* beschreiben einen Fall, wo es durch Gelegenheitsursache bei Mediastinalverlagerung zum Exitus subitus kam. Wir selbst hatten Gelegenheit, verschiedene Fälle von starker Mediastinalverlagerung im bedrohlichen Anfall zu beobachten. Wir glauben nicht fehlzugehen, wenn wir *das Auftreten eines Spontanpneumothorax* als eine der wesentlichen Gelegenheitsursachen bezeichnen, die die gefürchteten, *lebensbedrohenden Komplikationen* heraufzubeschwören pflegen. Durch die fixierte Verlagerung der Mediastinalorgane auf die erkrankte Seite wird die Lunge stark komprimiert, so daß die Steigerungen des intrathorakalen Drucks einem Einreißen pleuritischer Schwarten Vorschub geleistet wird. Der linksseitige Spontanpneumothorax, der um ca. 20% den rechtsseitigen an Häufigkeit übertrifft, verschlechtert die Prognose einer Sinistrokardie ganz erheblich. Der übermäßige Druck auf das schon verlagerte Herz ruft momentan starke Herzstörungen hervor; Dyspnoe, Cyanose, Tachykardie und Extrasystolie folgen sich in raschem Lauf. Wenn es nicht rechtzeitig gelingt, durch Ab-

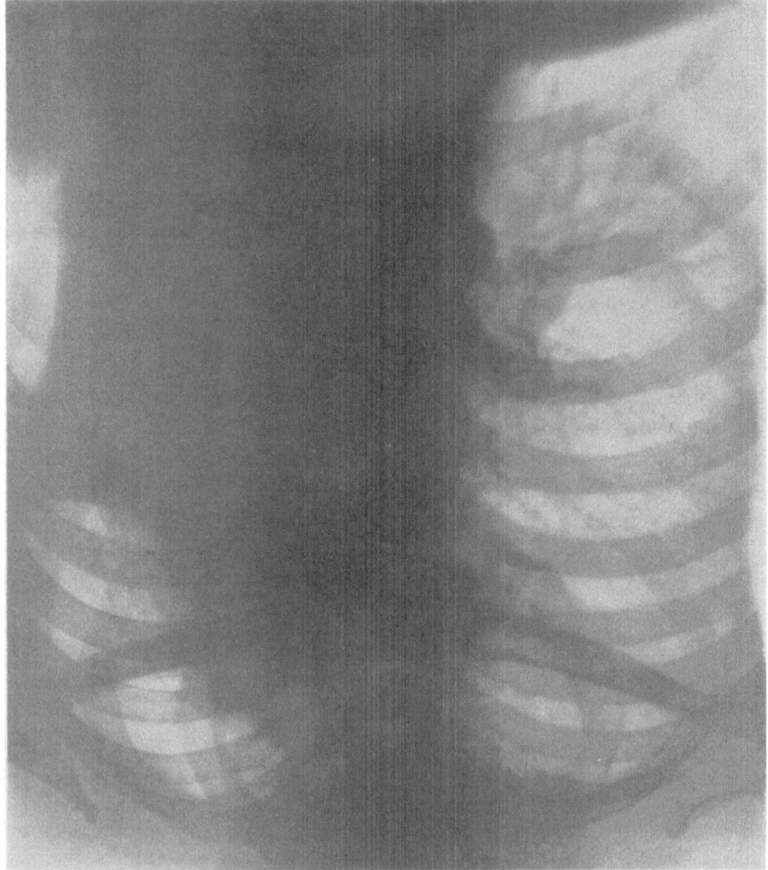

Abb. 4. Sinistrokardie durch linksseitige Pleuraschwarte. Spontanpneumothorax links durch Einriß der Schwarte.

lassen der Luft einerseits und medikamentöses Kräftigen der Herzkraft anderseits den Zustand zu beheben, so tritt der Exitus ein.

Wir konnten einmal bei einem Fall von hochgradiger Sinistrokardie und linksseitigem Spontanpneumothorax nach Einriß einer ausgedehnten Schwarte — der Patient wurde uns moribund eingeliefert — durch die genannten therapeutischen Maßnahmen zunächst den unheilvollen Ausgang verhindern. Da aber auf die Dauer die Herzstörungen wieder unerträglich wurden, entschlossen wir uns zur Vornahme einer partiellen extrapleuralen Plastik, um eine Entspannung zu bezwecken. Die Operation verlief gut, die Beschwerden besserten sich. Leider starb Patient später an einer interkurrenten Komplikation (Abb. 4).

Bei einem weiteren Fall, der uns auch der Erwähnung wert scheint, erlebten wir Ähnliches. Der Kranke hatte schon seit Jahren geringe Herzbeschwerden, weil eine hochgradige Sinistrokardie infolge Schwartenbildung in der linken Pleurahöhle vorlag. Eines Tages waren nach geringer Anstrengung plötzlich Dyspnoe, Cyanose, Tachykardie und Extrasystolie in verstärktem Maße aufgetreten, Patient wurde uns gleichfalls in lebensbedrohendem Zustand eingewiesen. Es hatte sich durch Einriß an der Schwarte ein linksseitiger Spontanpneumothorax gebildet, der mit einemmal die Sinistrokardie lebensgefährlich komplizierte. Durch Ablassen der Luft und hohe Gaben von Campher gelang es, die Beschwerden zu mindern, Patient geht heute — 5 Monate nach der damaligen Erkrankung — wieder herum.

Was sich bei diesen Fällen von Sinistrokardie mit gleichzeitigem Spontanpneumothorax — wir beobachteten mehrere — weiterhin als unerwünschte Komplikation hinzugesellen kann, ist das Eindringen von Luft in das Mediastinum. Hier kann Druck auf die großen Gefäße erneut starke Herzbeschwerden verursachen. Daß bei all den geschilderten Fällen auch die objektive Untersuchung des Herzens Veränderungen der Herztöne und Geräusche erkennen läßt, braucht weiter keine Erwähnung zu finden, da sie wegen ihres oft nur akzidentellen Charakters praktisch keine Bedeutung haben.

Erscheint bei den geschilderten Fällen die Prognose der hochgradigen Mediastinalverlagerungen nicht gerade günstig, so ergibt doch *bei Berücksichtigung einer großen Zahl* von Fällen *die klinische und röntgenologische Beobachtung eine günstige Beurteilung.* So konnte bei den von uns beobachteten 71 Fällen die Voraussage bei Sinistrokardie 22 mal, bei Dextrokardie ebenfalls 22 mal günstig gestellt werden. Als zweifelhaft oder schlecht erschien die Prognose in 19 Fällen bei Sinistrokardie, in 8 Fällen bei Dextrokardie. Danach ist unbedingt die Sinistrokardie als die ungünstigere Ausgangsform einer Pleuritis adhäsiva anzusehen, eine Tatsache, die ja mit den in der Literatur schon mitgeteilten Ergebnissen übereinstimmt.

Die Erfahrung lehrt nun weiter, daß den pathologisch-anatomischen Ausheilungsvorgängen auch eine gewisse funktionelle Anpassung parallel geht, so daß es oft erstaunlich ist, inwieweit sich im Laufe von nur wenigen Jahren vorübergehende, unzuträgliche Zustände zurückbilden können.

Es ist uns ein Fall in Erinnerung, der vor ca. 3 Jahren nach überstandener Pleuritis exsudativa sinistra mit totaler Sinistrokardie zu uns in Kur kam. Auffallend war damals eine hochgradige Schrumpfung der ganzen linken Thoraxseite. Patient wurde nach Ablauf der Kur arbeitsfähig entlassen und verrichtete bis zu seiner Wiederaufnahme in diesem Jahre schwere, körperliche Arbeit. Während seinerzeit zunächst sehr starke subjektive Herzbeschwerden bestanden hatten, auch die objektive Untersuchung ein systolisches Geräusch über dem Herzen nebst starker Akzentuation des 2. Pulmonaltones erkennen ließ, waren in der Zwischenzeit die Herzstörungen ganz geschwunden; auffallender war uns noch, daß die frühere Thoraxschrumpfung sich fast völlig ausgeglichen hatte und nur bei genauer Beobachtung ein leichtes Nachschleppen der erkrankten Seite noch feststellbar war. Der Fall bot, da diesmal Zeichen einer behandlungsbedürftigen Tuberkulose nicht bestanden, die beste Aussicht auf völlige klinische Heilung.

Nicht nur die exsudativen Pleuritiden sind mit ihren Residuen für das Zustandekommen von Herzstörungen von Bedeutung, sondern in gewissem Grade auch *trockene*, vornehmlich dann, wenn sie am Diaphragma lokalisiert sind und mit oft nur geringfügigen, zipfelförmigen, *pleuroperikardialen Adhärenzen* ausheilen. Hier haben wir häufig geräuschartige Veränderungen der Töne an der Herzbasis. Die Geräusche brauchen, wie auch schon *Deycke* betont hat, nicht für den entzündlichen Charakter der Erkrankung zu sprechen, vielmehr treten sie erst dann deutlicher in Erscheinung, wenn sich eine narbige Umwandlung im Gewebe anbahnt. Auf diese Veränderungen auch hier hinzuweisen, ist deshalb gefordert, weil *Fodor* und *Weiß* schwere Dekompensationsstörungen bei pleuroperikardialen Verwachsungen beschrieben haben. Stehen bei diesen Prozessen starke subjektive Beschwerden im Vordergrund, so müssen diese eher zur Vorsicht mahnen, als ein objektiv nachweisbares Geräusch, da die subjektiven Herzpalpitationen dann zustande kommen, wenn das Herz an eine entzündliche Pleura anschlägt, bzw. in seiner Tätigkeit durch frische Verklebungen zwischen Pleura und Perikard beeinträchtigt ist.

Zum Schluß mögen jene pleuritischen Residuen noch Erwähnung finden, die als *Spitzenschwarten* gelegentlich Verziehungen der Lungen und Mediastinalorgane verursachen und so Herzstörungen bedingen können. Sie sind jedoch meist mit Oberlappenprozessen vergesellschaftet, die auch allein durch ihre Neigung zu Schrumpfung Störungen im Kreislauf auslösen können.

Zusammenfassung.

1. Die bei Tuberkulose häufigen Herzstörungen (subjektiv Palpitationen, Tachykardie, Extrasystolie, Dyspnoe; objektiv Geräusche, Irregularität, Cyanose usw.) sind in vielen Fällen rein mechanisch durch pleuritische Residuen bedingt.

2. Interlobärschwarten verursachen durch Verziehung der großen Gefäße Herzstörungen.

3. Pleuritische Residuen innerhalb des Mediastinums zeichnen sich durch die Hartnäckigkeit der Beschwerden aus. Geringe Schwarten nach abgelaufener Mediastinitis vermögen stärkere Kreislaufstörungen auszulösen als hochgradige Mediastinalverlagerungen bei lateraler Schwartenbildung. Die funktionelle Beeinträchtigung pflegt nach Mediastinitis zu restieren oder gar noch zuzunehmen.

4. Hochgradige Mediastinalverlagerung durch seitliche Pleuraschwarten macht verhältnismäßig selten Herzstörungen. Funktionelle Anpassung kann in kurzer Zeit erfolgen. Sinistrokardie ist häufiger und prognostisch ungünstiger als Dextrokardie; gelegentlich können bei hochgradiger Mediastinalverlagerung lebensgefährliche Komplikationen eintreten; als Ursache scheint ein Spontanpneumothorax häufig zu sein.

Literaturverzeichnis.

Assmann, H., Klinische Röntgendiagnostik der inneren Erkrankungen. — *Brieger,* Dtsch. med. Wochenschr. 1923, H. 31. — *Brieger* und *Schröter,* Beitr. z. Klin. d. Tuberkul. **61.** — *Deist, H.,* Zentralbl. f. d. ges. Tuberkuloseforsch. **15.** — *Deycke,* Praktisches Lehrbuch der Tuberkulose. — *Dietlen,* Ref. a. d. Kongr. f. inn. Med. Wiesbaden 1927. — *Fleischner,* Ref. a. d. Kongr. d. Dtsch. Röntgen-Ges. 1927. — *Fodor* und *Weiß,* Beitr. z. Klin. d. Tuberkul. **60.** — *Fürbringer,* Beitr. z. Klin. d. Tuberkul. **18.** — *Günther, R.,* Zeitschr. f. Tuberkul. **47.** — *Hecht,* Beitr. z. Klin. d. Tuberkul. **53.** — *Henschen,* Dtsch. med. Wochenschr. 1909, H. 35. — *Krause, Karl,* Beitr. z. Klin. d. Tuberkul. **56.** — *Loben,* Beitr. z. Klin. d. Tuberkul. **63.** — *Martini,* Klin. Wochenschr. 1926, Nr. 21. — *Nicol-Schroeder,* Differentialdiagnostische Irrtümer 1927. — *Neumann, W.,* Die Klinik der beginnenden Tuberkulose Erwachsener 1924. — *Oeri,* Beitr. z. Klin. d. Tuberkul. **26.** — *Ruediger,* Beitr. z. Klin. d. Tuberkul. **17.** — *Schulte-Tigges,* Zentralbl. f. d. ges. Tuberkuloseforsch. **21.** — *Strümpell-Seyfahrt,* Lehrb. d. inn. Krankh. 1926. — *Tegtmeier,* Beitr. z. Klin. d. Tuberkul. **62.**

(Aus der stadtkölnischen Auguste-Viktoria-Stiftung, Volksheilstätte, zu Rosbach a. Sieg.
Chefarzt: Direktor Dr. *K. Krause*.)

Über Syphilisbehandlung in Lungenheilstätten.

Von
Dr. Franz Loben,
Sekundärarzt der Anstalt.

(Eingegangen am 27. Juli 1927.)

Der unverkennbare Rückgang syphilitischer Neuansteckungen, der vor allem
auf Grund statistischer Nachforschungen (*Jadassohn*) bewiesen wird, ist ein Erfolg der Chemotherapie, trotz der vielen Einwände, die teils von ärztlicher Seite,
teils aus dem Lager der Kurpfuscher gegen die Quecksilber- und Salvarsanbehandlung erhoben werden. Ein möglichst zahlreiches Erfassen der luetisch-infizierten
Kranken muß also erstrebt werden, um auf dem erfolgreich beschrittenen Wege
weiter zu kommen. Deshalb sollte man auch in Krankenanstalten, Heilstätten, Ge-
nesungsheimen usw. systematisch auf überstandene, vor allem noch bestehende
venerische Erkrankungen fahnden. Es hat an Versuchen nicht gemangelt, diesen
Vorschlag in die Tat umzusetzen, besonders bei der Syphilis, die ja wegen der Möglichkeit der indirekten Übertragung hier von besonderer Wichtigkeit ist. Nicht
genug mit der Diagnose, fragt es sich, wie und wo die entsprechende Therapie zu
erfolgen hat. Die hier maßgebenden Richtlinien für Krankenanstalten sind bestimmt und bekannt, dagegen die Meinungen für oder wider Behandlung der Syphilis in Lungenheilstätten als koinzidierende bzw. komplizierende Affektion einer
Tuberkulose noch geteilt.

Um vorweg die Diagnostik kurz zu streifen, so ist, neben genauester Anamnese,
Inspektion, Palpation, Temperaturkontrolle usw., dem systematischen Anstellen
der serologischen Reaktionen auf Lues der größte Wert beizumessen. Beim Eintritt des Kranken in die Heilstätte sollte, wie zur Blutsenkung, Blut entnommen
werden, das möglichst zu mehreren Reaktionen verwendet werden kann, da die
WaR. auf Lues bei gleichzeitig bestehender, schwerer Tuberkulose gelegentlich
einen unspezifisch positiven Ausfall zeigt und die Flockungsreaktionen hierin
wohl zuverlässiger sind.

Weitere diagnostische Hinweise gibt nach unserer Ansicht eine genauere
Durchleuchtung, und zwar nicht nur bei jenen Fällen, wo nach den von *G. Schröder* und *Strümpell* beschriebenen, für Lungenlues typischen Schattenbildungen
eine tertiär-luetische Erkrankung der Lungen anzunehmen ist; denn wiederholt
hat uns auch schon ein verbreiteter, pulsierender Aortenschatten den Gedanken
an eine rezente Aortitis luetica nahegelegt. Wir hatten mehrmals bei relativ geringfügigen Aortenverbreiterungen die Vermutung, daß eine Lues als ätiologisches
Moment in Frage käme, die dann durch den positiven Ausfall der serologischen

Reaktionen ihre Bestätigung erfuhr. Eine Diagnose ex juvantibus, wie sie verschiedentlich auch schon bei Verdacht auf Lungenlues als Grund für therapeutisches Eingreifen vorgeschlagen wurde, lehnen wir ab wegen der von uns beobachteten, schweren Reagibilität spezifisch-luetischer Lungenveränderungen auf antiluetische Behandlung.

Es steht fest, daß bei gleichzeitigem Bestehen von Lues und Tuberkulose sich die Prognose der letzteren verschlechtert. Deshalb muß eine antiluetische Behandlung versucht werden. Sie kann nach unseren Erfahrungen bei bestehender Möglichkeit einer unauffälligen Isolierung sehr wohl in Lungenheilstätten durchgeführt werden. Die Behandlung muß sich nach verschiedenen Gesichtspunkten richten, und zwar sind anatomischer Grundcharakter und Immunitätslage bei der Wahl der Mittel unbedingt zu berücksichtigen.

Bei *chronisch verlaufenden, gutartigen, vorwiegend cirrhotischen Tuberkuloseformen* können durchweg die bekannten und gebräuchlichsten Antiluetica verwandt werden. Von Schmierkuren mit Quecksilber haben wir abgesehen, weil sie sich, ebenso wie Schmierbehandlung von Scabies, Psoriasis usw. in einer Lungenheilstätte nur schwer ausführen lassen. Dagegen kann Quecksilber in Form der Ricordschen Mixtur verabreicht werden. Jodkali eignet sich gut für die Behandlung der Lues bei gleichzeitig bestehender, *gutartiger* Lungentuberkulose; doch dürfte hier die dem Jod eigene, kongestive Wirkung gelegentlich im Anfang der Behandlung eine Verschlechterung im Befinden (Zunahme des Auswurfs, Blutung) auslösen. Das souveräne Mittel bleibt das Arsenobenzol. Wir haben bei cirrhotischen Tuberkuloseformen das Salvarsan stets intravenös gegeben und dabei grundsätzlich die sog. „einschleichenden" Dosen gemieden. Wenn auch in der Literatur immer wieder Fälle angeführt werden, die den Beweis für Verschlechterung eines tuberkulösen Prozesses bei antiluetischer Therapie erbringen sollen, so scheint uns ein Teil dieser Fälle auch schon ohne Salvarsan eine ungünstige Prognose geboten zu haben. Gerade die überaus chronisch verlaufenden Phthisen reagieren *auf kleine Dosen* eines Mittels *mit stärkeren Reizerscheinungen als auf höhere*, wie wir dies ja gelegentlich auch bei Tuberkulinen beobachten. Gewiß begannen auch wir die Behandlung mit kleinen Dosen, steigerten dann aber bei genauer Kontrolle jedesmal die Dosis und blieben auf einer Höchstdosis stehen. Ernstere Zwischenfälle haben wir bei der Behandlung luetisch-infizierter Tuberkulöser nicht gesehen. Am meisten verwandten wir das Neo-Salvarsan in den Dosen 0,15; 0,45; 0,6; und das Neo-Silbersalvarsan 0,2; 0,3; 0,4.

Unsere Erfahrungen decken sich hier mit denen *Ritters*, der grundsätzlich die energische Behandlung in geeigneten Fällen vorsieht. Gleichzeitig eine Wismuttherapie einzuleiten, halten wir nicht für erforderlich, wollen aber bemerken, daß wir auch bei den Fällen, wo wir kombiniert mit Arsenobenzol und Wismut (Bismugenol, Spirobismol u. a.) behandelten, keine Verschlechterung der Tuberkulose sahen, so daß bei salvarsanresistenten oder -überempfindlichen eine Wismutbehandlung fortgesetzt werden darf. *Neuburger, Walterhöfer* u. a. empfehlen die Wismutbehandlung vor allem für jene Fälle, wo sich Blutungen im Anschluß an Salvarsanbehandlung zeigten. Eine Lungenblutung leichteren Grades braucht nicht immer als Zeichen eingetretener Aktivierung des tuberkulösen Prozesses angesehen zu werden; gelingt es doch nach letalen Hämoptoen oft nicht, auf dem Sektionstisch ein rupturiertes Gefäß nachzuweisen, so daß man diffuse Parenchymblutungen annimmt; wir können für geringfügige Blutungen oft die Erklärung wohl in vorübergehenden Permeabilitätsschwankungen der Capillarwände sehen.

Anders gestaltet sich *die Syphilisbehandlung bei gleichzeitig bestehender, progredient-exsudativer Tuberkulose*, einer Komplikation, die therapeutisch lange als ein Noli me tangere angesehen wurde. Die Frage, ob überhaupt behandelt werden soll, hängt in diesen Fällen *nicht von der Tuberkulose, sondern von der Lues ab*. Eine positive Wa.- oder Meinicke-R. dürfen allein keinesfalls den Anlaß zur Behandlung bieten; es muß auf das peinlichste nach Erscheinungen gefahndet werden, die die Lues als noch nicht latent erkennen lassen; denn manifeste Lues, auch die scheinbar geringfügigen tertiär-luetischen Äußerungen, macht antituberkulöse Therapie ohne eine antiluetische Behandlung illusorisch. In einer früheren Arbeit habe ich die nutzlosen Versuche, luetisch-infizierte Tuberkulöse erfolgreich mit Tuberkulin zu behandeln, gestreift.

Von 22 Fällen eines gemeinsamen Vorkommens von Lues und aktiver Lungentuberkulose unter unserem vorjährigen Heilstättenmaterial waren 15, d. i. ca. 68%, die Erscheinungen *auch einer behandlungsbedürftigen Lues* boten. Die serologischen Reaktionen waren bei allen stark positiv, außerdem fanden sich

Frühexanthem	5 mal
Kehlkopflues	1 „
Aortenaneurysma	3 „
Lungenlues	2 „
Perniziöse Anämie	1 „
Gummen	2 „
Tabo-Paralyse	1 „

Zu bemerken ist, daß die genannten Fälle fast alle offentuberkulös waren.

Seropositive Syphilitiker mit exsudativer Lungentuberkulose, aber ohne sonstige nachweisbaren Erscheinungen einer Lues haben wir zunächst von der Behandlung ausgeschlossen.

Auch bei exsudativen Tuberkuloseformen mit komplizierender Lues ist eine Salvarsanbehandlung der Lues von Nutzen. Wennschon die einzelnen Dosen nach Möglichkeit niedriger gewählt werden sollen als bei der Behandlung produktiv-cirrhotischer Tuberkuloseformen, so würden dennoch auf längere Zeit hinaus verabreichte, „einschleichende" Dosen bei gleichzeitig bestehender Tuberkulose einer verzettelten Kur ähneln, mit der man mehr Unheil als Nutzen stiften kann.

Wir sahen recht erfreuliche Erfolge mit den verschiedensten Salvarsanpräparaten und erlebten außer einem leichten Ikterus keinerlei schädliche Folgeerscheinungen. Vor allem ist es das erst kürzlich von *Kolle* in die Therapie eingeführte, intramuskulär injizierbare *Myosalvarsan*, das sich uns *bei energisch durchgeführten, antiluetischen Kuren bei gleichzeitig vorhandener, exsudativer Tuberkulose* sehr bewährte. Hier sind unsere Versuche noch nicht abgeschlossen, wir glauben aber, das Myosalvarsan bei komplizierter Lues besonders empfehlen zu dürfen, weil man bei der Injektion des Mittels gewissermaßen ein Depot intramuskulär schafft, von dem aus die wirksame Substanz erst allmählich in die Gewebe übertritt und so auch für einen durch eine andere Infektion geschädigten Organismus verträglicher wird. Von dem Präparat benützten wir vornehmlich die Dosen 0,15; 0,3; 0,45 und 0,6, die wir als Enddosis nach gegebener Vorschrift weiter applizierten. Eine

Herdreaktion von seiten der Lungen erlebten wir dabei nicht, die Wirkung war die gleiche wie nach intravenöser Salvarsanbehandlung bei cirrhotischen Tuberkulosen. Spezifisch-luetische Veränderungen sahen wir sich zurückbilden, die den luetisch-infizierten Tuberkulösen eigene, auffallende Blässe schwand bald, die subfebrilen Temperaturen sanken stets zur Norm ab, der Auswurf verminderte sich.

Es ist anzunehmen, daß bei den zuletzt geschilderten exsudativen Tuberkulosen auch Fälle waren, bei denen *eine spezifisch-luetische Erkrankung der Lunge neben der spezifisch-tuberkulösen bestand. Schröder, Strümpell, W. Neumann* u. a. sprechen sich in bezug auf die Rückbildungsfähigkeit tertiär-luetischer Lungenprozesse nach Salvarsanbehandlung sehr günstig aus. Bei klinisch und vor allem röntgenologisch sicheren Fällen von seropositiver Lungenlues mit gleichzeitiger offener Tuberkulose haben wir trotz energischer Behandlung objektiv an röntgenologischen Serienaufnahmen eine Rückbildung der luetischen Veränderungen nicht beobachten können und schließen uns *Bacmeister* an, der den therapeutischen Effekt darin erblickt, „das Fortschreiten des Leidens zu verhindern, weil eine Veränderung der narbigen Prozesse natürlich nicht zu erzielen ist". Aus diesem Grunde haben wir auch oben die Diagnose einer Lungenlues ex juvantibus abgelehnt. Das subjektive Befinden bei Lungenlues besserte sich unter antiluetischer Behandlung sehr, auch sahen wir nach Abschluß der Kur wesentlich verbesserte Blutsenkungswerte.

Zusammenfassend ist zu sagen:

1. Bei der Möglichkeit genügender, unauffälliger Isolierung können die in Lungenheilstätten eingewiesenen, luetisch-infizierten Tuberkulösen hier auch antiluetisch behandelt werden.

2. Seropositive Luetiker mit zur Cirrhose neigender Tuberkulose können mit Quecksilber, Jod, Wismut und auch energisch mit Salvarsan behandelt werden.

3. Seropositive Luetiker mit gleichzeitig bestehender, progredient-exsudativer Lungentuberkulose sollen nur dann antiluetisch behandelt werden, wenn noch sonstige Aktivitätserscheinungen der Lues (Exanthem, Tertiärlues) sich zeigen. Hier empfiehlt sich eine energische Behandlung mit Myosalvarsan, das, intramuskulär injiziert, langsamer zur Resorption gelangt.

Literaturverzeichnis.

Bacmeister, Lehrbuch der Lungenkrankheiten. — *Bandelier* und *Roepke*, Die Klinik der Tuberkulose. — *Buschke* und *Langer*, Dtsch. med. Wochenschr. 1927, Nr. 13. — *Deist*, Fortschr. d. Therapie **1**, H. 9. — *Galewski*, Zeitschr. f. ärztl. Fortbild. 1926, Nr. 15. — *Garcia Trivino*, zit. nach *Seitz*. — *Koester* und *Amend*, Zeitschr. f. Tuberkul. **40**. — *Landau*, Beitr. z. Klin. d. Tuberkul. **63**. — *Loben*, Beitr. z. Klin. d. Tuberkul. **64**. — *Neuburger*, Dtsch. med. Wochenschr. 1926, Nr. 44. — *Neumann, W.*, Die Klinik beginnender Tuberkulose Erwachsener. — *Poehlmann*, Münch. med. Wochenschr. 1927, Nr. 8. — *Poggio*, zit. nach *Ortenau*. — *Ritter*, Ref. a. d. Verein. d. Lungenheilanstaltsärzte Wiesbaden 1921. — *Sayers*, zit. nach *Brinkmann*. — *Schröder*, In Brauer-Schröder-Blumenfeld, Handbuch der Tuberkulose. — *Schröder*, Die Tuberkulose **4**. 1924; Beitr. z. Klin. d. Tuberkul. **39**. — *Strümpell-Seyfahrt*, Lehrbuch der inneren Krankheiten. — *Waltershöfer*, Münch. med. Wochenschr. 1925, Nr. 43. — *Weiss*, Beitr. z. Klin. d. Tuberkul. **54**.

(Aus dem Gesundheitsamt der Stadt Köln. — Dezernent: Beigeordneter Dr. *C. Coerper.*)

Über die Bedeutung der Krankenhäuser für die Bekämpfung der Tuberkulose.

Von
Carl Coerper.

(Eingegangen am 1. August 1927.)

Für die Jahre 1910—1913 und 1920—1925 haben wir von seiten der inneren und chirurgischen Kliniken, der Kinderklinik, der Frauenklinik, der Haut-, Ohren- und Augenklinik der städtischen Krankenanstalten Zusammenstellungen machen lassen, um die Frage zu erörtern, welche Bedeutung die Krankenhäuser für die Bekämpfung der Tuberkulose haben. Aus der beigegebenen Tabelle sind die zahlenmäßigen Unterlagen nur teilweise ersichtlich. Leider konnte infolge Raummangels eine Detaillierung für die einzelnen Kliniken nicht durchgeführt werden; doch teilen wir folgende Ergebnisse mit:

Die Augenkliniken berichteten vor Aufstellung der zahlenmäßigen Unterlagen, daß die Skrofulotuberkulose des Auges abgenommen habe. Dies ist richtig, insofern, als etwa 20% weniger Aufnahmen an dieser Krankheit in den Augenkliniken stattgefunden haben. Bedenkt man indessen, daß in den letzten Jahren eine große Anzahl von Kindern mit dieser Krankheit unmittelbar in die Solbäder geschickt worden sind, so wird man nicht von einer Abnahme dieser Erkrankung sprechen können. Die Aufnahme wegen Lupus hat wesentlich, bis auf ein Drittel, abgenommen, während die Hauttuberkulose verschiedener Observanz

Jahr-gang	Ein-wohner-zahl	Sterbefälle an Tbc. insgesamt	Sterbefälle an Tbc. in °/₀₀ der Einwohner	Gesamtzahl der in städtischen Krankenhäusern Aufgenomme-nen (außer Lupus)	Hier-von ge-storben	Gesamtzahl der in privaten Krankenhäusern Aufgenomme-nen, d. h. + 60% von Nr. 5	Hiervon gestorben, d. h. 60% von Nr. 5a, wahrscheinliche Zahl der in privaten Krankenhäusern Gestorbenen	Gesamtzahl der in städt. und privaten Krankenhäusern Gestorbenen (Summe von 5a und 6a)
1	2	8	4	5	5a	6	6a	7
1910	515330	975	1,89	853	104	511	62	166
1911	521220	1075	2,06	775	113	465	68	181
1912	532000	930	1,76	955	128	573	77	205
1913	544430	966	1,79	853	145	511	87	232
1920	650700	1245	1,91	991	136	594	70	206
1921	661400	1197	1,81	1508	195	904	117	312
1922	674500	1184	1,75	1508	213	904	128	341
1923	687000	1359	1,97	1602	283	961	170	453
1924	693400	981	1,42	1601	240	960	144	384
1925	701800	873	1,23	1987	220	1192	132	352

durchaus, wenn auch in kleiner Zahl, durch alle Beobachtungsjahre hindurch die gleichen Aufnahmezahlen aufweist. In der Frauenklinik haben die Beobachtungen wegen Tuberkulose der Lungen um das Dreifache zugenommen. Aus der Ohrenklinik wird von keinem Fall von Tuberkulose der Ohren berichtet, seit 1920 ist die Zahl der Tuberkulose der Halsorgane, der Nasennebenhöhlen etwa gleich geblieben.

Wenn man auch bei der Zunahme der Bevölkerung und bei gleichbleibender Aufnahmezahl von einer relativen Abnahme sprechen kann, so bedeutet dies doch keine so augenfällige Abnahme, daß dadurch Rückschlüsse auf die entsprechende Morbidität sich ergeben. Beweisend sind indessen die vorstehenden Zahlen auch deshalb nicht, da die ambulanten Fälle der Polikliniken nicht gezählt worden sind.

Die Zusammenstellung beweist, wie notwendig es ist, Jahr für Jahr von seiten der Tuberkulosefürsorge eine zusammenfassende Darstellung der Krankenabteilungen und poliklinischen Institute zu veranlassen. Wenn die Aufmerksamkeit durch diese statistischen Forderungen auf die einzelnen Fälle im Verlauf des Berichtsjahres in besonderer Weise hingelenkt worden ist, lassen sich vielleicht auch für die Zukunft bessere Unterlagen schaffen.

Wir gehen nun zu den chirurgischen und inneren Kliniken über, deren Zahlen in der abgedruckten Tabelle enthalten sind.

Leider mußten für die privaten Krankenanstalten die Zahlen relativ errechnet werden, um eine Gesamtübersicht zu schaffen. In der Tab. 7a ist dargelegt, wie viele der in der Stadt Köln an Tuberkulose Gestorbenen in den Krankenanstalten gestorben sind. Es zeigt sich, daß die Zahl von 14% auf 40% gestiegen ist. Das wird dadurch verständlich, daß nach dem Kriege neue Aufnahmemöglichkeit geschaffen worden ist, also Bettenvermehrung stattgefunden hat. Wir haben nun in Tab. 10 angenommen, daß etwa 4mal so viele Anstaltsbehandlungsbedürftige in der Stadt Köln seien, als in dem betreffenden Jahre gestorben sind. Die Kolonne 11 gibt sodann an, wieviel prozentgemäß von diesen, wenn sie allein und ausschließlich stationär und in Heilstätten behandelt worden wären,

% der Gesamtsterbefälle, zu Nr. 3, zu Nr. 7	Gesamtzahl der in Heilstätten entsandten Kinder und Erwachsenen	Summe von 5 + 6 + 8, d. h. alle wegen Tbc. in Anstalten untergebrachte Personen	4 × die Sterbefälle von Nr. 8	%-Zahl der in städt. und privaten Heilstätten (Nr. 9) Aufgenommenen zu der Zahl Nr. 10	Gesamtzahl der von dem Verein zur Verpflegung Genesender untergebrachten Personen		Summe von Nr. 5 + 6 + 8 + 12a + b, d. h. alle wegen Tbc. in Anstalten untergebrachte Personen	% der in städt. und privaten Krankenhäusern und Heilstätten untergebrachten zu der Zahl der Erkrankungsfälle Nr. 10
					Erwachsene	Kinder		
7a	8	9	10	11	12	12a	13	14
17,05	—	—	3900	—	2099	—	—	—
16,84	—	—	4300	—	2370	—	—	—
22,05	84	1612	3720	43,45	2757	—	4369	117,44
24,02	97	1461	3864	37,82	3782	—	5243	135,68
16,55	77	1662	4980	33,37	2457	758	4877	97,93
26,07	61	2473	4788	51,65	3069	1377	6919	144,50
28,800	160	1796	4736	37,92	2508	4746	9050	191,08
33,33	91	1863	5436	34,27	1776	5805	9444	187,52
39,14	236	2797	3924	71,78	2185	5724	10706	272,83
40,32	253	3432	3492	98,28	3132	7036	13600	389,46

hätten untergebracht werden können. Mit den Heilstätten zusammen wären im Jahre 1925 98% der Gesamtzahl der als Offentuberkulöse zu bezeichnenden unterzubringen gewesen sein.

Die Kolonne 11a—14 zeigt sodann weitere Maßnahmen der Stadt Köln, die nicht unmittelbar mit den Krankenhäusern in Verbindung zu bringen sind, sondern vornehmlich der Erholungsfürsorge angehören. Nach diesen sind etwa 3mal soviel Menschen untergebracht worden, als an offener Tuberkulose theoretisch errechnet in Köln krank vorhanden waren.

Kehren wir zurück zu den Krankenhäusern, so fordert die dargelegte Entwicklung dazu auf, Unterbringungsmöglichkeiten spezieller Natur zu schaffen, da dann die Möglichkeit einer zeitigen Isolierung häufiger in Anspruch genommen werden wird. Wir glauben nach unseren Beobachtungen feststellen zu können, daß nicht die Sorge uns bedrücken sollte, ob wir auch hinreichend Tuberkulöse in Spezialabteilungen unterbringen, sondern daß wir nur dafür sorgen müssen, eine zweckentsprechende Unterbringungsmöglichkeit zu schaffen.

In den Krankenanstalten selbst sind etwa immer $^1/_8$ der Aufgenommenen gestorben, und es ist auffallend, wie regelmäßig diese Zahl sich durch die Jahre hindurch gehalten hat, wenn auch mit einigen Schwankungen. Ob deshalb das Krankenhaus imstande sein wird, alle Kranken bis zum Tode zu beherbergen, müssen wir dahingestellt sein lassen, doch dürfen wir ja annehmen, daß der bettlägerige Tuberkulose nicht mehr so gefährlich für seine Umgebung ist, als der, der noch auf Heilung hofft und Behandlung sucht.

Was nun die Erkrankungen innerhalb der inneren Kliniken angeht, so überwiegt die Tuberkulose der Lunge die der übrigen Organe zumindest um das Zehnfache. Auch diese Zahl wird eigentümlich festgehalten.

Bei den chirurgischen Kliniken überwiegt die Knochentuberkulose bei weitem, ist aber in den letzten Jahren wesentlich zurückgetreten gegenüber den Tuberkulosen der Weichteile und der Drüsentuberkulose. Letztere hat gleichfalls abgenommen bis auf etwa $^1/_3$ der früheren Zahlen, dafür ist die Tuberkulose anderer Organe (Knochen-, Weichteile- und Drüsentuberkulose ausgenommen) etwas gestiegen. Die Sterblichkeit in der chirurgischen Abteilung schwankt zwischen 10 und 6%, hat aber in den letzten Jahren in einzelnen Kliniken abgenommen.

Für die Frage der Unterbringung der Tuberkulösen in Krankenanstalten darf wohl heutzutage allgemein angenommen werden, daß besondere Abteilungen geschaffen werden müssen mit den notwendigen Unterteilungen nach den Geschlechtern, ferner nach der Infektiösität. Diese Unterteilung der Tuberkuloseabteilung kann indessen in den kleinen Krankenhäusern nur sehr selten und nur in beschränktem Maße durchgeführt werden. Man wird sogar gut tun, von seiten der Aufsichtsbehörde darauf zu dringen, sofern nicht absolut sichere Absperrungsmöglichkeiten gegeben sind, den kleineren Krankenhäusern zu empfehlen, Tuberkulöse nicht aufzunehmen. Dafür muß aber in den größeren Städten von den Bezirksfürsorgeverbänden, oder auch den Landesfürsorgeverbänden dafür gesorgt werden, daß weitere Unterbringungsmöglichkeiten geschaffen werden.

Die Gestaltung solcher Tuberkulosekrankenhäuser ist wohl nicht nur in einer Form möglich. Sie sollte grundsätzlich nur im Anschluß an größere Krankenhäuser errichtet werden, bei denen alle fachärztlichen Hilfeleistungen für die

Tuberkuloseabteilung sichergestellt sind. Im übrigen sollten aber alle an Tuberkulose erkrankten Erwachsenen und Kinder in diesen Abteilungen zusammengefaßt werden und die erwachsenen Männer und Frauen unter eine besonders fachärztlich geschulte Kraft gestellt werden, die sich des Chirurgen, des Ohren-, Augen- und Frauenarztes bedienen müßte. Gegen eine solche Zusammenfassung werden sowohl die inneren wie chirurgischen Kliniker, die Ohren-, Augen- und Frauenfachärzte Stellung nehmen wollen. Ihre Einwendungen sind fraglos beachtlich, verlieren sie doch mit den Tuberkulosekranken einen nicht geringen Teil ihrer Klientel (bis zu 20 %). Die Entwicklung des Krankenhauswesens wird aber u. E. diesen Ausweg nicht vermeiden können.

Die Kinder bis zum 14. Lebensjahr, evtl. auch bis zum 17. bis 18. Lebensjahr, sollten indessen pädiatrisch vorgeschulten Ärzten unterstellt werden, die fachliche Vorbildung auf dem Gebiete der Tuberkulose haben. Die innere wie die pädiatrische Klinik sind ja heutzutage die einzigen Kliniken, die den Menschen als Ganzes noch in der Hand haben, während alle übrigen Kliniker Organtherapeuten sein müssen, wobei dem Einzelnen überlassen bleibt, wie weit er sich für die allgemein Erkrankten interessiert.

Die Bedeutung der Krankenhäuser für die Bekämpfung der Tuberkulose ist also nach unseren Zusammenstellungen noch nicht eine derartige, wie dies wünschenswert wäre. Die Entwicklung der letzten Jahre hat auch für unser Beobachtungsgebiet der Stadt Köln wahrscheinlich gemacht, daß mit einer weiteren Verbesserung der Unterbringung der Tuberkulösen auch eine Zunahme der Aufnahmen stattfinden wird. Wieweit die Tuberkuloseabteilung die Erkrankten bis zum Tode festzuhalten imstande sein wird, oder auch die Aufgabe hat, bleibe dahingestellt.

Es wird die Meinung vertreten, daß alle Spezialkliniken die Tuberkulosefälle, vielleicht mit Ausnahme des Lupus, an eine Tuberkulose-Infektionsklinik abgeben sollten, ohne auf die Spezialbehandlung der Organkranken im Bereiche eines größeren Krankenhauses verzichten zu brauchen.

<hr>

(Aus der städtischen Lungenfürsorgestelle in Köln.)

Beitrag zur Psychologie von Lungenkranken.

Von

Fürsorgearzt Dr. Creischer.

(Eingegangen am 27. Juli 1927.)

Unzweifelhaft besteht eine gewisse Wechselbeziehung zwischen den einzelnen Organen des menschlichen Körpers, die sich bei jeder Einzelorganerkrankung eo ipso auslöst. In diesem Sinne ist von einer Krankheit ein mehr oder weniger ausgeprägtes psychisches Trauma zu erwarten. Einen wichtigen Faktor für die Art der Auswirkung einer Krankheit insgesamt, wie auch nach der psychischen Seite, bedeutet die Beschaffenheit der körperlichen und geistigen Konstitution. Nach *K. H. Bauer*[1] resultiert die Krankheit aus äußerer Schädigung und der Konstitution des Erkrankten. *Borchardt*[2] lehrt: „Schwere und Verlauf der Erkrankung ist nicht von der Intensität des Reizes, sondern von der Empfänglichkeit des Bodens abhängig, auf den der Reiz fällt." Der Einfluß gestörter Körperfunktion auf Stimmung, Denken und Handeln des Menschen macht nach *Gaupp*[3] aus Krankheit erst Leiden. *Stern*[4] lehrt: „Wir sind nicht nur psychisch von unserem Körper abhängig, sondern auch das körperliche Geschehen ist, weit mehr als heute bekannt, von psychischen Faktoren aus bestimmt." Dieser Wechselwirkung von Tuberkulose und Psyche unter dem besonderen Gesichtpunkte des Heilstätteneinflusses gilt unsere Betrachtung.

Röpke[5] betont, daß die nervösen Schädigungen bei der Tuberkulose vorwiegend das vegetative Nervensystem befallen. Bekannt ist ja bei Tuberkulösen das oft schon nach leichter Erregung auftretende Fieber sowie die vasomotorischen Erscheinungen, fliegende Hitze, z. B. bei Nahrungsaufnahme, Schweiße, insbesondere des Nachts, Frösteln, Tachykardien, Vagotonien mit Magenhyperacidität usw. Wir wissen, daß nervöse Störungen derart das Krankheitsbild beherrschen können, daß das organische Leiden als solches gar nicht erkannt wird. Mitunter wird es sogar fraglich sein können, ob es sich um eine beginnende tuberkulöse Erkrankung oder um eine Neurasthenie handelt. Als psychische Veränderung fand *Hezel*[6] im Anfang der Tuberkulose Depression von melancholischer oder hypochondrischer Färbung. Wohl die meisten Autoren sehen die Möglichkeit einer tuberkulotoxischen Schädigung des Gesamtnervensystems als gegebene Erscheinung der Tuberkulose an. Freilich gehen die Meinungen insofern auseinander, wie weit die neurasthenisch-psychopathischen Erscheinungen zum mindesten nur auf die Giftwirkung zurückgeführt werden können, und ob überhaupt gerade das tuberkulöse Gift der ausschlaggebende Faktor sein muß.

So nimmt *Hanse*[7] in einem Falle zwar eine allgemein nervöse Störung als gegeben an, lehnt aber ausdrücklich die Annahme, als ob es hierzu einer spezifisch tuberkulösen Infektion bedurft hätte, ab. Reichlich beobachtete Psychoneurosen führt *Röpke* auf die Vergiftung durch Tuberkelbacillenproteine zurück. Einige Autoren haben psychoneurotische Zustände bis zu Delirien beobachtet. *Schröder, von der Kolk, Brehmer* und *Lessen*[8] glauben an eine erhöhte Disposition zu nervösen Krankheiten bei Phthisikern, da sie in phthisischen

Familien ein gehäuftes Vorkommen von Geisteskrankheiten, [Epilepsie, Taubstummheit und andere Degenerationserscheinungen des Nervensystems beobachteten. *Predöhl*[9] fand bei Tuberkulösen ein starkes Schwanken der seelischen Stimmungen. Nach *von Muralt*[10] soll das tuberkulöse Gift einen pathologischen Wachstumsreiz setzen und Frühreife erzeugen. Demgegenüber nehmen *Schüller* und *Casparo*[11] an, daß die Tuberkulose auf Grund toxisch-infektiöser Wirkung eine Hemmung der kindlichen Entwicklung, einen Infantilismus körperlicher und psychischer Art hervorrufen kann. Ebenso sieht *Crofton*[12] einen Rückfall in die Kindheit mit dem Charakter des Instinktiven und Primitiven.

Diese Mannigfaltigkeit der Anschauung, die zwar stets in derselben Beobachtung gipfelt, daß bei der Tuberkulose psychische Veränderungen nebenhergehen, die aber betreffs der Folgerung aus derselben kein einheitliches Bild ergibt, ließe sich noch durch manches Beispiel aus der Literatur ergänzen, wobei in der französischen von einer „tuberkulösen Manie, Melancholie oder Paralyse und sogar von einer Folie tuberculeuse" gesprochen wird. Schon wegen der geringen Einheitlichkeit des psychischen Veränderungskomplexes erscheint mir die Theorie der toxischen Schädigung als weniger maßgebend. Ich möchte mehr die Krankheit als solche mit ihren Besonderheiten als ausschlaggebenden Faktor ansehen. So weist *Röpke* darauf hin, daß auch rein rationalistisch entstandene psychogene Vorgänge von Bedeutung sind. Er betont, daß psychische Veränderungen im Laufe der chronischen Lungentuberkulose sehr viel weniger endogene, spezifische Auswirkung der Tuberkulose als exogen bedingte Reaktion auf das Erlebnis der Krankheit, ihrer Behandlung und ihres Milieus bedeuten. Nicht weniger wichtig für etwaige charakterologische Wandlungen der Tuberkulösen hält *Röpke* die vielen Schädigungen durch Marasmus. Narkotica, evtl. auch Alkohol. Auch *Stern*[13] sieht in den psychischen Veränderungen weniger spezifische Wirkungen der Tuberkulose (organ. oder toxische) als eine psychische Reaktion auf die Gesamterlebnisvorgänge der Krankheit. „Denn das kann", sagt er, „keinem Zweifel unterliegen, daß für die Reaktionsweise auf Krankheit die Einstellung der Persönlichkeit zur Welt und zum Leben überhaupt entscheidend ist." Ähnlich lehnt *Liebermeister*[14] eine einheitliche tuberkulöse bzw. metatuberkulöse Psychose in dem Sinne, daß ein eindeutiger psychiatrischer Symptomenkomplex etwa durch die Tuberkulose allein bewirkt werde, ab. Auch für ihn ist die Frage noch nicht geklärt, ob bei den Psychosen der Tuberkulösen endogene Momente ausschlaggebend sind. In diesem Zusammenhange erinnert *Hanse* daran, daß gerade Menschen im blühenden Alter von einem Siechtum befallen werden, das einerseits nicht sofort alle Lebensfunktionen vernichte, aber doch alle seelischen und körperlichen Leistungen herabsetze. Hieraus erkläre sich zur Genüge, daß Reizbarkeit, Unzufriedenheit, Willensschwäche, Egoismus und andere minderwertige Äußerungen die Folge seien, oder daß schwankend zwischen Hoffnung auf Besserung und Furcht vor dem Ende Stimmungslabilität und hypochondrische Selbstbeobachtung auftrete. *Hans Alexander*[15] verneint eine besonders geartete Psyche bei den Lungenkranken völlig, er will gar nicht so viel in das Seelenleben der Kranken hineingeheimnist wissen. Die Folgerungen, die *Heinzelmann*[16] aus dem Zusammenhang von Tuberkulose und Psyche zieht, erscheinen mir im wesentlichen unter dem Eindruck empfunden, den ich als Heilstättengeist bezeichnen möchte. Er sagt: „Die Tuberkulösen leiden allmählich an einer geistigen Insuffizienz, wenn es sich um produktive geistige Tätigkeit handelt. Instinktiv meiden sie die Gesellschaft geistig

Gleichstehender." In der Tat fällt es auf, wie bedenklich schnell die Arbeitsfreudigkeit auch zu den kleinsten Verrichtungen unter dem Eindruck des Heilstättenmilieus schwindet. Aber hierfür halte ich gerade dieses Milieu mitverantwortlich und glaube, daß andere Kranke unter ähnlichen Bedingungen fast genau so reagieren würden. Man muß nämlich berücksichtigen, daß der Tuberkulöse gleichsam systematisch in diese Einstellung gedrängt wird. Bei keiner Krankheit ist die Erziehung zum Bewußtwerden des Krankheitszustandes so notwendig wie bei der Tuberkulose. Im Gegensatz dazu müßte man es bei anderen inneren Leiden oder Verletzungen geradezu als einen Kunstfehler ansehen, wenn man dem Kranken den Grund und die Art seines Leidens so nachdrücklich vor Augen halten würde. Sowohl der heimtückische Verlauf der Erkrankung wie auch der — aus dieser Tatsache heraus sich entwickelnde — Charakter der Tuberkulösen machen eine Sondereinstellung notwendig.

Brecke[17] spricht von einer fast pathologischen Sorglosigkeit. *Friedrich Kraus*[18] erwähnt unter den verschiedensten psychologischen Symptomen vor allem mangelhafte Kritik des eigenen Zustandes. Auch *Klemperer*[19] findet im ganzen einen den Phthisikern eigenen Optimismus. Nach meiner Erfahrung möchte ich aber diese Charakteristik nicht ganz gelten lassen. Mit *Kollarits*[20] glaube ich, daß der Begriff der Euphorie bei Tuberkulösen vielfach zu oberflächlich gewählt ist. Es fällt ja auch auf, daß *Hanse* einige Autoren anführt (*Kraepelin, Weygandt, Camus*), die die euphorische Stimmung als vorherrschend beobachteten, während andere (*Petrow, Alfejewsky* und *Busi*) vorwiegend Depressionen fanden. Wenn *H.* die letztere Beobachtung nur unter der Bedingung gelten lassen will, daß eine reaktive traurige Stimmung nur bei entsprechender Veranlagung und Reaktionsfähigkeit entstehen könne, so will ich diese Voraussetzung ebensosehr für die Euphorie angenommen wissen.

Tatsächlich ergibt sich bei intimeren Aussprachen, daß es sich hier vielfach um ein Spiel mit Worten handelt, in das ganz plötzlich ein Blitz aufzuckt, der dem Zuhörer offenbart, wie grauenhaft genau der Kranke seine Lage beurteilt. Zum großen Teil dürften solche euphorische Anwandlungen und die in ähnlicher Weise angeführte Stimmungslabilität mit den doch überaus häufigen Schwankungen des Krankheitsbildes zusammenhängen. Betritt man einen Speisesaal der Heilstätte an einem regnerischen Tage, so gellt einem dumpfes Husten, leeres Geschirrgeräusch entgegen. Lacht ein herrlicher Sonnentag, so durchbraust ein Jubilieren, ein fröhlicher Gesprächssturm den Saal. Das sind zwar veränderte Stimmungsbilder, die aber doch eine eindeutige Begründung finden. Nicht ganz selten dürfte es sich bei dieser Sorglosigkeit um ein bewußtes Zurschautragen handeln. Keine Krankheit ist so unsicher in ihrem Verlauf wie die Tuberkulose, fast keine in ihrem endgültig zu erwartenden Ende weniger zweifelhaft als die Schwindsucht. Gegen dieses sicher eintretende Ende bäumt der Kranke sich auf. Hier mögen auch noch atavistische Reminiszenzen nachklingen. Erst die Kultur hat das Mitleid mit Kranken gebracht. Noch im letzten Kriege wurde mir glaubhaft berichtet, daß in einem feindlichen Lazarette allgemein schwer-moribunde Fälle bereits ins Leichenhaus geschafft wurden. Auch auf dem Lande, wo ein bequemes Unterbringen schwer Erkrankter unmöglich ist, beobachtet man eine weit größere Härte und ein viel entschlosseneres Sichabfinden mit dem uns alle einmal treffenden Letzten der Dinge als in der Stadt. So ergibt sich bei vielen Kranken vielleicht erst recht am Ende der Erkrankung eine aus Furcht (zum Teil theoretischer Art) erzwungene euphorische Haltung, um nicht das Endurteil der Angehörigen herauf-

zubeschwören. Ich darf in diesem Sinne wohl *Stern* anführen, der die Tuberkulösen häufig unter dem Bewußtsein, daß ihre Krankheit ein Makel bedeutet,
leiden sah, und hierbei von einem Verheimlichen und Versteckenspielen spricht.
Es ist möglich, daß diesem ständigen Versuch der Täuschung der Kranke allmählich selbst unterliegt, und kurz ante finem eine tatsächliche krankhafte Euphorie
besteht. Als weiteres Moment, das die Tuberkulösen in der besagten Haltung bestärken kann, tritt die in neuerer Zeit immer mehr verbreitete Phthisiophobie
hinzu. Unzweifelhaft hat die Aufklärung für die Allgemeinheit ihr Gutes, für den
Kranken selbst kann sie besonders bei empfindlichen Menschen Bedrückung und
Verstimmung hervorrufen. Aus meiner Fürsorgetätigkeit ist mir ein Fall bekannt,
dem aus Abneigung gegen den Bacillenträger die Wohnstätte im Elternhause
versagt wurde. Sowohl in der Heilstätte wie auch im Fürsorgebetrieb bitten
Kranke von jeder Sondermaßnahme absehen zu wollen, um nur gar nicht in den
Verdacht zu kommen, Schwerkranker zu sein. *Hanse* spricht in diesem Sinne von
einem Odium, das schon vulgär der Schwindsucht anhaftet. Auch die Beobachtung,
daß Tuberkulöse mit ihrem Auswurf nicht nur leichtsinnig umgehen, sondern sogar bewußt Unheil stiften (Brunnenvergiftung), erkläre ich mir zum Teil damit,
daß die Kranken aus dem verbitterten Gefühl handeln, überall als Verstoßene zu
gelten. Aus all diesem heraus möchte ich auf Grund meiner bei besonders innigem
Konnex mit den Kranken gemachten Erfahrungen nicht so sehr die tuberkulotoxische Wirkung betonen als vielmehr die Krankheit selbst mit ihren, das Leben
— meist ein junges tatenfrohes Leben — von Grund auf ändernden Folgen als
den maßgeblichen Faktor für die psychischen Veränderungen ansehen.

Im gleichen Sinne nimmt *Knopf* gegenüber der Meinung vieler Autoren die Tuberkulösen in Schutz; er sieht die ganze Seelenstimmung als eine selbstverständliche Folge
der Eigenart der Tuberkulose an, bei der soziale und finanzielle Geduld sowie hochgradige
Selbstüberwindung gefordert werden. Auch *Hanse* glaubt, daß überhaupt das innere Erlebnis des Tuberkulose-Krankseins zu psychischen Erscheinungen führen könne, und daß
vieles, was über den tuberkulösen Charakter gesagt wird, auf diese Weise erklärbar sei. Das,
was als tuberkulöser Charakter angesprochen werde, finde sich ebenso oft bei anderen
chronischen konsumierenden Erkrankungen. Es sei natürlich, daß bei einer so stark verbreiteten Krankheit wie bei der Tuberkulose auch solche Folgezustände häufiger beobachtet
würden, wobei noch zu berücksichtigen sei, daß diese Krankheit in ihrem tragischen Verlaufe sowohl dem primitiven wie auch dem komplizierten Menschen ein gewaltig imponierendes Erlebnis bleibe.

So beherrscht meines Erachtens nicht so sehr eine sorglose Heiterkeit die
Tuberkulösen, sondern mehr eine „Après nous le déluge-Stimmung". In diese
reiht sich auch eine bis zur Apathie gesteigerte Abneigung gegenüber der früheren
Außenwelt ein. Letztere Erscheinung ist ja wohl eine Grundstimmung, die den
Personenkreis des „Zauberberg" fast völlig beherrscht. Dieses eigenartige „Sichabgeschlossenfühlen", wie es sich in einem erschreckenden Mangel des Zeitbewußtseins und der fast abfälligen Behandlung aller Dinge, die das „Flachland" betreffen, dartut. Alles Erscheinungen, die jeder Heilstättenarzt in mehr oder weniger schroffer Form an seinen Patienten bemerkt. Immer zeigt sich bei Neueintretenden dasselbe Bild. Zuerst geht man mit ernsten oder wissenschaftlichen
Büchern zur Liegehalle, um dann schon bald leichtere Lektüre vorzuziehen, bis
schließlich jeder dem allgemeinen Trott des Dahinträumens und Dösens verfällt.
Immer wieder sei betont, daß die nun einmal notwendige Beeinflussung des Kran-

ken zur rechten Einstellung zu dem auf lange Sicht festgelegten Kurplan eine wesentliche Schuld hieran trägt. Es ist unbestreitbar, daß der Heilstättengeist, der sich wohl oder übel aus diesem Gemisch von Stimmungen zusammensetzt, alles andere als ein idealer ist. Andererseits fördert dieses süße Nichtstun den Heilungsprozeß gerade dadurch, daß der Kranke friedvoll, ungestört von der Außenwelt (Beruf, Familie) sich hegen und pflegen lassen kann, und so wird auch in schwierigen Fällen eine der Voraussetzungen zur Überwindung der Tuberkulose geschaffen. Gleichwohl muß jeden Heilstättenarzt die Frage beschäftigen, ob nicht die, durch die Zwangslage der Liegekur gebotene und die sonstige Eigenart der Tuberkulose geförderte, oft den ganzen Charakter eines Menschen beeinflussende Gemütsstimmung, die sich in Volksheilstätten als Masseneindruck besonders auswirkt, einen Schaden bedeutet, der selbst bei klinischer Heilung der leichteren Fälle zu teuer erkauft erscheint und in jedem Falle alle Versuche rechtfertigt, ihn auszuschalten. Immer mehr Stimmen erheben sich, nicht einmal so sehr von dem von mir erläuterten Standpunkte aus, sondern auch mit Rücksicht auf die bessere Konsolidierung des Heilungsprozesses, die eine gewisse Umstellung der Heilstättenmethoden fordern. *Hans Alexander* schreibt gerade dem Umstande, daß meist junge Leute zur völligen Beschäftigungslosigkeit verurteilt sind, bei subjektiv gutem Befinden, die Schuld an ihren psychischen Eigenarten zu. *Brecke* weist in einer langen Abhandlung auf die ausgezeichneten Resultate hin, die er mit Übungen bei Tuberkulösen erzielt hat. Er führt *Wolff* an, der Atemübungen und Gymnastik für die vorwiegend ruhenden Tuberkulösen fordert. Desgleichen *Ellersen*, der Tiefatemübungen machen läßt, sowie *Blumenfeld* und *Schröder*, die bewegungstherapeutische Maßnahmen fordern. *Brecke* setzt natürlich strenge Individualisierung und peinlichste Anpassung an den jeweiligen Krankheitsgrad voraus.

Mit Recht betont der Verfasser, daß für Handarbeiter solche Übungen keinen genügenden Ausgleich darstellen. Hier sei das Verrichten von vorgeschriebenen körperlichen Arbeiten zweckmäßig. Eine ganze Reihe von Autoren hat nach der Richtung Versuche gemacht, die alle nur günstige Ergebnisse haben. In 3 Heilstätten mit verschiedenen Höhenlagen hat *Brecke* seine Arbeitsversuche durchgeführt. Er machte die Erfahrung, daß die Eßlust zunahm, daß das Körpergewicht nach kurzen Schwankungen konstant blieb, um schließlich wieder anzusteigen. Haltung und Aussehen besserten sich, die seelische Stimmung wurde gehoben. Auch die Besserung des Lungenbefundes hielt an, vor allen Dingen fanden sich die Kranken bei der späteren Berufsaufnahme weit schneller zurecht. Die Tatsache, daß also betreffs der eigentlichen Erkrankung sich eher noch Vorteile durch solche Übungen ergeben, kann ich aus gemachten Erfahrungen bei lungenkranken Soldaten in der Heilstätte in Rosbach a. d. Sieg nur bestätigen. Daneben werden durch solch eine Beschäftigungstherapie die üblen Folgen einer übermäßigen Konzentration auf das Leiden, worauf ja im wesentlichen die psychischen Schäden beruhen, abgeschwächt. Namentlich in Volksheilstätten müßten alle Werkstätten und Anlagen so ausgebaut werden, daß in diesen Kranke, denen nicht mehr das ganze Tagesliegepensum auferlegt werden muß, beschäftigt werden können. Diese Arbeitsübungen könnten in vielen Fällen bereits die Einleitung zu der durch die Krankheit nötig gewordenen Berufsumstellung werden. Ein denkbar frühes Zurückführen zur Berufsarbeit, allerdings unter den übrigen günstigen Bedingungen des Heilstättenmilieus, ist das beste Mittel zur Bekämpfung irgendwelcher psychischer Erscheinungen und würde eine vollständige Umgestaltung des Heilstättengeistes erzielen. *Stern* erweist sich ebenfalls als Anhänger der Beschäftigungstherapie, wobei er die Überleitung zur Berufsarbeit als besonders wichtig erklärt. Er findet die Rückkehr, wie sie heute vielfach aus der Heilstätte erfolgt, als einen etwas zu schroffen Übergang. Namentlich für Jugendliche, bei denen die Beschäftigungslosigkeit zur Erschütterung und Störungen führe, fordert er unbedingt systematische Beschäftigung. Die Schwierigkeit der allgemeinen Einführung der Beschäftigungstherapie und das immer wieder erfolgte Scheitern der Versuche ihrer Durchführung liegt einmal in der mangelnden Einsicht der Kranken selbst, sodann in dem Fehlen von Einrichtungen, um die Kranken in ihren handwerklichen Berufszweigen beschäftigen zu können, vor allen Dingen aber in der Kürze der im allgemeinen zur Verfügung stehenden Kurzeit, die meist zur Schonungstherapie völlig ausgenutzt werden muß und zu körperlicher Leistungsprüfung und Gewöhnung an die Arbeit keine Zeit mehr läßt. Und gerade hier läßt die praktische Erfahrung manches erhoffen. Zum Beispiel dürfte auch eine bessere Beurteilung des Krankenmaterials betreffs Kurdauer und des Kurerfolges möglich sein. Der Arbeitsversuch bedeutet mitunter ein gutes Mittel zur Beurteilung der Latenzfestigkeit eines Falles. Es ist bekannt, daß immer wieder aus der Heilstätte entlassene Kranke trotz der dort angenommenen genügend gefestigten Inaktivierung dem ersten Ansturm der Großstadt erliegen. Blutungen, abnorm starker Rückgang des in der Heilstätte erzielten Übergewichts, Fiebererscheinungen, Auftreten des katarrhalischen Befundes in ganz kurzer Zeit nach der Kur reden hier eine bedenkliche Sprache. Bei einer systematischen Durchführung der Übungsmethoden in den Heilstätten werden solche Enttäuschungen auf ein Mindestmaß beschränkt werden können. Natürlich müßte daneben die Eintönigkeit der Liegekur gebannt werden. Der Lautsprecher ermöglicht auch einem einzelnen Redner, verstreut liegenden Kranken Vorträge zu halten. Besonders geeignet, Abwechslung und Unterhaltung zu bieten, ist der Rundfunk.

So mögen die neuesten Errungenschaften der Technik dem alten Heilstättengedanken dienen, andererseits aber der Gedanke der Arbeitstherapie erneut befruchtend und fördernd die Heilstätten zu weiteren Erfolgen führen.

Literaturverzeichnis.

[1] *Bauer, K. H.*, Kl. Konstitutionslehre von Borchardt. — [2] *Borchardt, L.*, Kl. Konstitutionslehre. — [3] *Gaupp*, Dtsch. med. Wochenschr. 1927, Nr. 25. — [4] *Stern*, Die Psyche des Lungenkranken. — [5] *Röpke*, s. Bandelier, Schröder und Blumenfeld, Handb. d. Tuberkul. — [6] *Hezel*, s. Braun, Schröder und Blumenf., Handb. d. Tuberkul. — [7] *Hanse*, Arch. f. Psychiatrie Nr. 60. — [8] *Schröder* und *Folge*, Handb. d. Tuberkul. — [9] *Predöhl*, s. Bandelier, Schröder und Blumenf., Handb. d. Tuberkul. — [10] *v. Muralt*, Die nerv.-psych. Störung d. Tuberkul. Med. Klinik Nr. 1913. — [11] *Schüller* und *Casparo*, Arch. f. Psychiatrie Nr. 44, H. 1. — [12] *Crofton, Georg*, Die Seele des Tuberkulösen. Milit. surgeon 54, Nr. 6. 1925. — [13] Die Psyche des Lungenkranken. — [14] *Liebermeister*, Arch. f. Psychiatrie u. Nervenkrankh. Nr. 70. — [15] *Alexander, H.*, Beitr. z. Klin. d. Tuberkul. 12 (?). — [16] *Heinzelmann*, Die Psychiatrie der Tuberkulose. M. u. H. 1894, Nr. 5. — [17] *Brecke*, Beitr. z. Klin. d. Tuberkul. 12. — [18] *Kraus, Friedr.*, Handb. d. Tuberkul. — [19] *Klemperer*, s. Braun, Schröder und Blumenf., Handb. d. Tuberkul. — [20] *Kollarits*, Schweiz. med. Wochenschr. 55, Nr. 17. 1925. — [21] *Knopf, A.*, Psyche, Psychopathie bei Tbc. im bürgerl. u. mil. Leben.

Kombinationsbehandlung des Asthma bronchiale mit Olobintin und Pneumarol.

Von

Dr. **Karl Kerssenboom**, Köln,

früher Sekundärarzt an der Stadtkölnischen Auguste-Viktoria-Stiftung
(Volksheilstätte), Rosbach-Sieg.

(Eingegangen am 22. Mai 1927.)

Die pharmazeutische Produktion von Asthmamitteln ist in den letzten Jahren außerordentlich gewachsen und dementsprechend die einschlägige Literatur fast unübersehbar geworden. Ein beredtes Zeugnis dafür, daß in unserem ärztlichen Handeln gegen das Asthma bronchiale bisher keineswegs eine einheitliche Richtlinie gefunden ist, und daß man diesem qualvollen Leiden vielfach noch machtlos gegenübersteht. Das kann aber nicht weiter wundernehmen, da man heute weiß, daß die das Asthma auslösenden Faktoren so vielseitig sind, daß es — vor allen Dingen für den praktischen Arzt — vielfach nicht möglich sein dürfte, im Einzelfall die krankmachende Ursache ausfindig zu machen. Die Meinungsverschiedenheiten, ob es sich beim Asthma um anaphylaktische oder allergische Erscheinungen handelt, sollen an dieser Stelle nicht weiter berührt werden. Jedenfalls ist heute das Eine klar, daß die Grundursache in einer ererbten oder erworbenen Labilität des vegetativen Nervensystems verankert liegt.

Für die Therapie liegen zwei Wege offen: erstens die schädlichen Einflüsse, die den Asthmaanfall auslösen, vom Kranken fernzuhalten; eine Aufgabe, die sich in den meisten Fällen teils aus wirtschaftlichen und sozialen Gründen, teils aus Unkenntnis der Causa movens praktisch auf längere Dauer nicht durchführen läßt. Der zweite Weg läuft darauf hinaus, durch Reiztherapie den Körper bzw. die überempfindlichen Organe in ihrer Reizempfindlichkeit herabzusetzen bzw. eine Anpassung an die Reize der Außenwelt zu erzielen. Die Frage, ob man spezifische oder unspezifische Reizmittel wählen soll, kann — da man meistens den spezifischen Reiz eben nicht kennt — wohl im allgemeinen praktisch dahin beantwortet werden, daß der unspezifische Reiz letzten Endes auch spezifische Antikörper mobilisiert.

Im vorliegenden Falle handelt es sich um einen 38 Jahre alten Kaufmann I. L. Familiengeschichte ohne Besonderheiten. L. ist früher nie ernstlich krank gewesen. Er machte den ganzen Feldzug mit. 1914 verlor er den rechten Daumen durch Granatsplitterverletzung. Die ersten Asthmaanfälle stellten sich bei Ende des Feldzuges unversehens ein. Seitdem traten sie in unregelmäßigen Zwischenräumen und in wechselnder Stärke auf, zuletzt so stark, daß L. nur vorübergehend arbeitsfähig war. L. war seit 1918 dauernd in ärztlicher Behandlung und begab sich zu guter Letzt in Behandlung eines sogenannten Heilgelehrten — alles ohne wesentlichen Erfolg. Auch Hypnose und Nasenoperation brachten keine Linderung.

Ich wandte zunächst die verschiedenen üblichen Arzneimittel an, wie Papaverin, Atropin, Coffein, Dionin, Calcium, Arsen usw., Injektionen mit Asthmolysin, ferner die bekannten Inhalier- und Räucherarzneien, mit dem Erfolge, daß die Anfälle häufig gelindert wurden bzw. für den Augenblick aufhörten. Am besten bewährte sich zu Beginn des Anfalles die subcutane Verabreichung von Subrahypon und von Asthmolysin. Aber keines dieser Mittel war imstande, die Disposition zu den asthmatischen Anfällen zu verringern, geschweige denn die Anfälle auf die Dauer gänzlich fernzuhalten. Ein weiteres planloses Suchen schien mir aussichtlos. Ich wählte daher zur systematischen Behandlung den Weg der Reiztherapie mittels Olobintin, das von *Hajnal* zur Asthmabehandlung empfohlen wurde und dessen günstige Wirkung bei chronischen Bronchitiden, Bronchiektasien und bei fötider Bronchitis mir von meiner Tätigkeit an der Heilstätte Rosbach her genügend bekannt war. Außer der allgemeinen Wirkung als Reizstoff schien mir das Olobintin um so mehr geeignet, als es ohne Zweifel eine besondere lokale Wirkung auf die Bronchialschleimhaut ausübt im Sinne einer erleichterten Expektoration, die von den Kranken subjektiv besonders wohltätig empfunden wird. Beginn der Behandlung mit 0,2 ccm Olobintin in die Glutäalmuskulatur, langsame Steigerung der Dosis in 2tägigen Intervallen über 0,5 bis 0,7 auf 1,0 ccm. Letztere Dosis wurde mehrmals wiederholt, dann in 3tägigem Abstand über 1,5—1,8 auf 2,0 ccm; bei langsam weiter ansteigender Dosis wurde die Zwischenzeit zwischen den Injektionen allmählich auf 8 Tage verlängert. Patient erhält zurzeit alle 8 Tage eine Injektion, zuletzt 4 ccm. Dazu verabfolgte ich Pneumarol (Chemische Fabrik Helfenberg, Dresden), ein kürzlich in die Asthmatherapie eingeführtes Mittel. Der Kranke erhielt von mir die Weisung, bei etwaigem Ausbruch eines Anfalles die ihm ausgehändigten Pneumarolkapseln nach meiner Vorschrift zu nehmen. Seit der 4. Injektion ist kein Asthmaanfall mehr zum Ausbruch gekommen, selten noch einmal ein Beklemmungsgefühl, als wenn sich ein Anfall vorbereite. Auch in solchem Falle lasse ich den Patienten zur Beruhigung eine Pneumarolkapsel nehmen. Nach v. *Gordon* und *Kretschmer* sind in den Pneumarolkapseln die Arzneistoffe nach der Richtung verschiedener Angriffspunkte kombiniert. Die im Pneumarol enthaltenen Substanzen, deren nähere Aufführung an dieser Stelle zu weit führen würde, sollen, kurz gesagt, der Herabsetzung des Vagotonus, der Erhöhung des Sympathicotonus, der Erschlaffung der glatten Muskulatur durch Einwirkung auf die Muskelzelle, der Erleichterung der Expektoration sowie der Beruhigung des Zentralnervensystems dienen. Die wirksamen Substanzen werden in 3 verschiedenen Kapselsorten verteilt hergestellt. Im vorliegenden Falle reagierte der Kranke beim Asthmaanfalle am besten auf Kapselsorte II. Für die psychische Einstellung des Kranken ist es von ganz besonderer Wichtigkeit, daß er sich unabhängig von Räuchern, Inhalieren und Spritze bei Ausbruch eines Anfalles weiß und ein Mittel mit sich führt, das bequem einnehmbar ist und auf dessen Wirkung er sich unbedingt verlassen kann. Ich habe den Kranken weder mit dem Namen der Kapseln noch des Injektionsmittels bekannt gemacht, um nach Möglichkeit eine voreingenommene subjektive Einstellung des Kranken zu vermeiden und andererseits das Vertrauen des Patienten zum Arzte auf die Probe zu stellen bzw. eine möglichst energische suggestive Wirkung zu erzielen. Für jede gebrauchte Kapsel bekam der

Kranke eine neue von mir selbst ausgehändigt. Seit der 4. Olobintininjektion hat er nur noch selten eine Kapsel prophylaktisch benötigt. Er trägt auf alle Fälle nun stets 3 Kapseln in Bereitschaft mit sich. Ich lasse den Patienten außerdem täglich 3 g Calcium lacticum einnehmen. L. fühlt sich augenblicklich so wohl, daß er — allerdings gegen ärztlichen Rat — wieder raucht und tanzt. Objektiv ist über den Lungen noch eine leichte diffuse Bronchitis nachweisbar.

Wie lange der therapeutische Effekt außerhalb ärztlicher Behandlung später anhält bzw. wann es möglich sein wird, die Olobintininjektion ganz einzustellen, bleibt abzuwarten. Die Hauptsache aber ist, daß der Asthmakranke durch die eben geschilderte sachgemäße ambulante Behandlung seit $^1/_4$ Jahr fortgesetzt arbeitsfähig geblieben ist.

Zusammenfassend läßt sich sagen, daß sich die Kombination von intramuskulären Olobintininjektionen mit innerlicher Verabreichung von Pneumarol sowohl zur Bekämpfung des akuten Asthmaanfalles als auch zur Vorbeugung gegen Wiederkehr der Anfälle bewährt hat. Wenn es sich auch um einen Einzelfall handelt, so scheint mir dennoch eine Veröffentlichung im Hinblick auf die noch spärliche Literatur bezüglich Behandlung des Asthma bronchiale mittels Olobintin und Pneumarol sowie zwecks weiterer Nachprüfung gerechtfertigt.

Literaturverzeichnis.

v. Gordon, Dtsch. med. Wochenschr. 1926, Nr. 50. — *Kretschmer*, Münch. med. Wochenschr. 1926, Nr. 47. — *Hajnal, G.*, Fortschr. d. Med. 1926, Nr. 14.

(Aus dem Gesundheitsamt der Stadt Köln: Fürsorgestelle für Lungenkranke Köln-Mülheim.
Leiter: Stadtarzt Dr. *O. Kieffer*.)

Die Tuberkulose im frühen Schulalter.

Ergebnisse systematischer klinischer und röntgenologischer Reihenuntersuchungen.

Von
Otto Kieffer.

(*Eingegangen am 27. Juli 1927*.)

Überblicken wir den Weg, den die Tuberkuloseforschung seit der epochalen Entdeckung *Robert Kochs* gegangen ist, so sehen wir, daß der Kreis der an dieser Forschungsarbeit Beteiligten immer größer geworden ist. Neue Probleme tauchten auf und bedingten neue Arbeitsmethoden. So wurde die Forschung aus den Kliniken, den Sektionsräumen, den Mikroskopierzimmern, den Tierställen getragen in die Kinderkrankenhäuser, in die Heilstätten und endlich in die Tuberkulosefürsorgestellen. Diese Stellen, geschaffen aus der wissenschaftlichen Erkenntnis, daß die Tuberkulose nicht erst behandelt und bekämpft werden darf im Stadium der Schwindsucht, können den Kampf gegen die Tuberkulose mit Erfolg nur dann führen, wenn sie teilhaben an den Forschungsarbeiten und sich deren Ergebnisse zunutze machen. Eine wissenschaftlich orientierte Arbeitsmethode der Tuberkulosefürsorgestellen wird ihnen aber auch die Möglichkeit geben und die Pflicht auferlegen, ihr Riesenmaterial zu benutzen zur Klärung strittiger Fragen. Daß die Fürsorgestellen mit Erfolg mitarbeiten können an der Forschungsarbeit, das beweisen die interessanten Arbeiten aus manchen Fürsorgestellen: ich erinnere daran, daß *Ranke* seine bahnbrechenden Arbeiten als Fürsorgearzt der Münchner Tuberkulosefürsorgestelle geschrieben hat, deren Material er zugrunde legte, ich erinnere an die Arbeiten aus der Mannheiner Fürsorgestelle von *Harms* und seinen Mitarbeitern, an die Arbeiten von *Bräuning*, von *Ickert*, von *Redecker* u. a. Schon im Jahre 1920 habe ich in einem Aufsatz in der Kindertuberkulose (Jahrg. 1, Bd. 1) darauf hingewiesen, daß eine gut arbeitende Fürsorgestelle das große Material, das ihr die Untersuchung und Dauerbeobachtung der gefährdeten, infizierten und kranken Kinder bietet, nicht brachliegen lassen darf, daß seine Verarbeitung in der Fürsorgestelle nach wissenschaftlichen Grundsätzen zu erfolgen hat. Ich habe damals auch einige Probleme skizziert, an deren Erforschung die Fürsorgestellen mitzuarbeiten berufen sind: die klinische und röntgenologische Diagnose der Bronchialdrüsentuberkulose, das

Studium der primären und sekundären Tuberkuloseformen, die Frage der Disposition und der Konstitution u. a. m. Dazu wird es aber notwendig sein, *systematisch* größere Kindergruppen zu untersuchen, zu röntgen und in fortlaufender *terminmäßiger* Beobachtung zu halten. Wir haben aus diesem Grunde auch bereits 1919 in Mannheim prinzipiell alle Kinder aus unseren Fürsorgefamilien nach diesen Gesichtspunkten in Dauerbeobachtung gehalten. Über das Ergebnis dieser Untersuchungen und Beobachtungen haben *Harms* und seine Mitarbeiter wiederholt berichtet. Die Klinik sieht meist nur Ausschnitte, Zustandsbilder der Entwicklung der Tuberkulose im Organismus, die Tuberkulosefürsorgestelle sieht die Frühinfizierten, die Gesunden, die scheinbar Gesunden und die Kranken, sie kann all diese Gruppen fortlaufend weiter beobachten, röntgen, sie kann all die Einflüsse der sozialen Umwelt, die Bedeutung von Neuinfektionen, Superinfektionen, von interkurrenten Erkrankungen auf das tuberkulöse Geschehen im Organismus studieren, sie kann aus ihrem Riesenmaterial, aus der Fülle von Zustandsbildern bei demselben Individuum zu verschiedenen Zeiten und aus ähnlichen Bildern bei anderen ihre Schlüsse ziehen und kann so schließlich mosaikartig ein Bild der gesamten Entwicklung konstruieren.

Von der großen Wichtigkeit solcher systematischer Reihenuntersuchungen, die ja auch für andere Fragen, insbesondere beispielsweise auch für rassenhygienische Forschungen von großer Bedeutung werden können, für die praktische Arbeit der Tuberkulosefürsorgestellen überzeugt, habe ich bereits zu Anfang 1924 begonnen, alle Kinder meines Bezirkes, soweit ich sie als Schularzt erfasse, im Augenblick der Einschulung, also im Alter von $5^1/_2$—$6^1/_2$ Jahren, zu tuberkulinisieren, zu untersuchen und zu röntgen und dann weiter in terminmäßiger Dauerbeobachtung zu halten. Selbstverständlich geht nebenher in der Lungenfürsorgestelle eine systematische Untersuchung und Beobachtung der Kinder aus unseren Fürsorgefamilien vom Säuglingsalter an. Ich halte es aber für besonders wertvoll, die Reihenuntersuchungen auf *alle* Kinder auszudehnen, weil wir nur dadurch die wirkliche Durchseuchung einer bestimmten Altersklasse bestimmen können und insbesondere auch die zahlreichen Kinder erfassen können, die ihre Infektion extrafamiliär erworben haben, was selbstverständlich für viele Fragen von der größten Bedeutung ist. Endlich sind zur Klärung vieler Fragen Vergleichsergebnisse und Zahlen dringend notwendig, die nicht gewonnen werden können, wenn sich die Untersuchungen nur erstrecken auf die Fürsorgefamilien. Ich bin also genau so vorgegangen wie *Redecker*, von dessen Untersuchungen ich zu jener Zeit noch keine Kenntnis hatte. Allerdings hat *Redecker* unter wesentlich günstigeren Arbeitsbedingungen gearbeitet. Er konnte bereits vom 3. Lebensjahre an ungefähr alle Kinder seines Bezirkes mit etwa 10000 Einwohnern erfassen und in Dauerbeobachtung halten, weil er als Werksarzt von Thyssen die fast nur aus Werksangehörigen bestehende Bevölkerung viel leichter kontrollieren und beeinflussen konnte, als es sonst der Fall ist. Die möglichst frühzeitige Erfassung der Kleinkinder für solche Reihenuntersuchungen ist selbstverständlich von großem Wert und unbedingt zu fordern, zur Zeit aber noch sehr erschwert. Mein Stadtarztbezirk — der Bezirk hat eine eigene Lungenfürsorgestelle — umfaßt etwa 100000 Einwohner, bei den systematischen Reihenuntersuchungen habe ich mich beschränken müssen auf die Kinder, die ich als Schularzt erfasse, das sind von Mülheim-Altstadt mit rund 60 000 Einwohnern etwa 75 %. (Von 9 Schulsystemen werden 7 hauptamtlich versorgt.) Mein Material stützt sich also auf etwa 45 000 Einwohner. Erwähnen möchte ich noch, daß in unserer Lungenfürsorgestelle K.-Mülheim im Jahre 1926 (Stichtag 1. IV. 1927) in laufender Fürsorge standen: 1350 Erwachsene mit offener und fakultativ offener Tuberkulose, ferner 41 Kinder. Aus den Fürsorgefamilien, zu denen diese Kranken gehören, stehen etwa 1500 Kinder in dauernder, systematischer Beobachtung. Ein Teil von ihnen erscheint selbstverständlich in den Reihenuntersuchungen wieder. Ich bin mit *Redecker* der Ansicht, daß es keinen großen Wert hat, nur ein Querschnittsbild von der tuberkulösen Durchseuchung einer bestimmten Altersklasse zu gewinnen, daß es aber von größter Bedeutung ist, durch Weiterbeobachtung das Fließen der tuberkulösen Infektion im kindlichen Organismus zu studieren. Ich glaube mit ihm, daß es nur auf diesem Wege möglich sein wird, dem Problem der Phthiseogenese, das ja auch heute noch dunkel ist, näherzukommen, wie ja auch bereits tatsächlich durch diese Arbeitsmethode interessante Ergebnisse in dieser Hinsicht gewonnen wurden.

Einige Worte zur angewandten Methodik: Sämtliche einzuschulenden Kinder werden mit ihren Müttern zur Lungenfürsorgestelle geladen. Dort wird zunächst nach Feststellung der Personalien eine möglichst genaue Anamnese erhoben, es wird unter Zuhilfenahme der zuständigen Bezirksfürsorgerin, unter Berücksichtigung der wirtschaftlichen Verhältnisse, des Standes des Vaters, des Arbeitsverdienstes, der Kinderzahl, der Wohnungsverhältnisse, des allgemeinen Eindrucks, wie ihn die Erhebung der Anamnese, der Eindruck der Mutter, der Aspekt des Kindes — Pflege, Kleidung usw. — vermittelt, eine soziale Diagnose gestellt, die unter Umständen durch Hausbesuche der Fürsorgerin und durch Weiterbeobachtung während der Schulzeit ergänzt wird. Dann wird angeschlossen eine genaue Untersuchung des gesamten Körpers und seiner einzelnen Organe. In letzter Zeit bemühen wir uns auch mehr, auf die Konstitutionstypen zu achten, wie sie die Arbeiten der Franzosen *Sigaud* u. a., von *Kretschmer, Coerper* u. a. aufstellen und analysieren. Nach der Untersuchung folgt die Tuberkulinisierung. Angewandt wird die Morosche percutane Methode mit 50 % Alttuberkulinsalbe. Nach kräftiger Hyperämisierung der Haut durch Abreiben mit Alkohol und Entfettung durch Äther wird ein etwa erbsengroßes Teilchen Salbe in die Haut der Mohrenheimschen Grube in fünfmarkstückgroßer Ausdehnung tüchtig eingerieben. Nachgesehen wird prinzipiell nach 4 Tagen. Ich bin mir selbstverständlich völlig klar, daß diese Methode der Tuberkulinisierung streng wissenschaftlich insuffizient ist. Wenn wir sie trotzdem wählten, so taten wir dies mit Rücksicht auf die Mentalität der Bevölkerung, mit der wir unbedingt bei derartigen Reihenuntersuchungen rechnen müssen, zumal wir ja gesetzlich gar keine Handhabe für die Vornahme solcher Tuberkulinisierungen haben. Es besteht nun einmal in weiten Kreisen der Bevölkerung eine gewisse Impffurcht, und ich bin überzeugt, daß es uns unmöglich gewesen wäre, fast 100 % der Kinder zu tuberkulinisieren, wenn wir etwa die Pirquetsche Methode angewandt hätten. In nur 5 oder 6 Fällen wurde uns die Vornahme der Moroschen Reaktion ausdrücklich verboten, davon betrafen 3 Fälle Kinder von Kollegen! Die intracutanen Methoden der Tuberkulinisierung, als die allein genauen, verbietet uns die Tatsache, daß man eben doch bei Anwendung dieser Methoden in einem gewissen Prozentsatz Herd- und allgemeine Reaktionen erwarten muß, weshalb ohne weiteres intracutane Tuberkulinisierungen den Kliniken vorbehalten bleiben müssen. Andererseits bin ich auch nach meinen langjährigen Erfahrungen mit *Harms* u. a. der Ansicht, daß die Morosche Reaktion, besonders wenn sie unter Umständen wiederholt wird, in der Mehrzahl der Fälle durchaus genügt. In Zweifelsfällen schließen wir selbstverständlich auch bei klinischem oder röntgenologischem Verdacht die Pirquetsche Impfung an. Für Reihenuntersuchungen aber halte ich die percutane Methode allein für die Methode der Wahl. In diesem Zusammenhang einige Worte über den Wert der Tuberkulinisierungen in diagnostischer Hinsicht. Eine positive Tuberkulinprobe sagt uns lediglich, daß das betreffende Individuum bereits seine Infektion mit

Tuberkelbacillen hinter sich hat. Für Kinder unter 2—3 Jahren bedeutet eine positive Tuberkulinprobe demnach einen aktiven tuberkulösen Prozeß, weil wir in diesem Alter ohne weiteres annehmen können, daß seit der Erstinfektion erst eine relativ kurze Zeit vergangen ist, in der der tuberkulöse Prozeß noch nicht zur Ausheilung gekommen sein kann. Im späteren Kindesalter gestattet uns die Tuberkulinisierung die Bildung zweier Kindergruppen: der Infizierten und der Nicht-Infizierten. Sie erleichtert uns damit ganz beträchtlich unsere Beobachtungsarbeit und ist besonders in ihrem negativen Ausfall natürlich auch diagnostisch von größter Bedeutung. Nach der Tuberkulinisierung wird in jedem Falle angeschlossen eine Röntgendurchleuchtung. In der Frage, ob Aufnahme oder Durchleuchtung teile ich den Standpunkt *Redeckers*. Bei Erwachsenen ist selbstverständlich zur genauen Diagnosestellung in vielen Fällen eine Platte unentbehrlich, und insbesondere gutachtliche Äußerungen sollten meiner Ansicht nie ohne Röntgenaufnahme abgegeben werden, bei Kindern aber genügt in der Mehrzahl der Fälle eine Durchleuchtung recht wohl. Ja sie bietet sogar mancherlei Vorteile: Sie gestattet die Betrachtung in verschiedenen Durchmessern und läßt nicht selten Drüsenpakete erkennen, die bei der gewöhnlichen Röntgenaufnahme dorso-ventral nicht oder nicht voll zur Darstellung kommen. Auch die Anwendung weicher und härterer Strahlen bei derselben Durchleuchtung bietet für die Strukturerkennung mancher Schatten große Vorteile. Selbstverständlich gehört zur Deutung der Durchleuchtungsbefunde ein großes Maß von Kritik und Erfahrung. Ein wichtiger Punkt nicht ohne erhebliche Schwierigkeiten ist allerdings bei Durchleuchtungen die Fixierung des Befundes zur späteren Kontrolle. Eine Platte fixiert selbstverständlich den augenblicklichen Befund immer wesentlich besser als die genaueste schriftliche Aufzeichnung. In besonderen Fällen, bei unklaren, bei interessanten Befunden fertigen wir deshalb auch stets eine Platte an.

Die bei diesen horizontalen Reihenuntersuchungen, die also zu einer bestimmten Zeit einen Querschnitt legen durch eine bestimmte Altersklasse, tuberkulinpositiv, krank oder sonstwie verdächtig befundenen Kinder werden in vertikalen Reihenuntersuchungen weiter in Beobachtung gehalten und kontrolliert. Je nach dem Befunde werden die betreffenden Kinder alle 2, 3, 6 Monate nachuntersucht, wieder geröntgt usw. Die gesamten Kinder, also auch die nicht in Dauerbeobachtung stehenden, werden in einer 2. horizontalen Reihenuntersuchung alle 2 Jahre wieder untersucht, tuberkulinisiert und geröntgt: es wird gewissermaßen ein 2. Querschnitt gelegt. Die dabei neuinfiziert gefundenen Kinder werden dann neu in Dauerbeobachtung genommen. Es ist klar, daß die vertikalen Untersuchungsreihen immer höher und zahlreicher werden. Ganz selbstverständlich ist es, daß Kinder, die nicht in laufender Beobachtung stehen, aber zwischen den Reihenuntersuchungen irgendwie verdächtig erscheinen, in der Schule oft fehlen usw., auf ärztliche oder schulärztliche Überweisung sofort untersucht werden und gegebenenfalls in Dauerbeobachtung genommen werden. Die gewöhnliche schulärztliche Tätigkeit wird durch diese Reihenuntersuchungen in keiner Weise tangiert.

Bei diesen Reihenuntersuchungen wurde ich in dankenswerter Weise unterstützt von *Frl. Dr. Gierlichs*.

Wir haben in dieser Weise bis heute untersucht: Im 1. Schuljahr: Knaben 879, Mädchen 798. Im 3. Schuljahr, also bereits in 2 horizontalen Reihen: Knaben 208, Mädchen 166.

Das Durchschnittsalter bei den Kindern im 1. Schuljahr betrug 6 Jahre, 1 Monat, bei den Kindern im 3. Schuljahr 8 Jahre, 4 Monate.

Im ganzen verteilen sich diese Kinder auf 7 Volksschulsysteme aus Mülheim. Die soziale Schichtung in den einzelnen Schulen ist nicht ganz gleich. Während in 4 Schulen die große Mehrzahl — 80 und mehr Proz. — der Kinder aus Arbeiterkreisen — zum Teil unter starker Arbeitslosigkeit leidend, zum Teil aber auch in relativ gutem Verdienst stehend — stammt, finden wir in 3 anderen Schulen eine größere Minderheit Kinder aus Kreisen des Mittelstandes. Ähnlich verschieden sind auch die Wohnverhältnisse der Kinder. Zum Teil stammen die Kinder zumeist aus Wohnungen, die eng, überbelegt und oft feucht sind, in 2 Schulen aber rekrutieren sich die Kinder in der Mehrzahl der Fälle aus Wohnungen, die den hygienischen Anforderungen entsprechen. (Geräumige Etagenwohnungen bzw. Siedlungshäuser, Einfamilienhäuser in zum Teil offener Bauweise.)

Von den untersuchten Kindern aus dem 1. Schuljahr (also der $5^1/_2$ bis $6^1/_2$-jährigen) waren moropositiv:

$$270 \text{ Knaben} = 30,7\%,$$
$$235 \text{ Mädchen} = 29,5\%.$$

Gegenüber den Jahren 1924 und 1925, wo der Prozentsatz der moropositiven Knaben 32 bzw. 34,7% betrug, ist die Zahl der positiv reagierenden Knaben 1927 mit 27,2% immerhin auffallend zurückgegangen. Dasselbe finden wir bei den Mädchen: 28,5%, 34,1% und 1927 27,4%. Ob wir daraus den Schluß ziehen dürfen, daß die Infektionen oder besser die Frühinfektionen zurückgegangen sind, wage ich nicht zu entscheiden. Es wäre ja immerhin nicht undenkbar, da ja auch die Sterbefälle an Tuberkulose gerade in den letzten Jahren nicht unbedeutend zurückgegangen sind und damit doch wohl auch, wenn wir das Bräuningsche Korrelat der Tuberkulosetodesfälle zu den Offentuberkulösen zugrunde legen, die Zahl der Bacillenhuster.

Die Zahl der tuberkulinpositiven Knaben ist gering höher als die der Mädchen. Wenn wir nun aber das Ergebnis der 2. horizontalen Reihenuntersuchung betrachten, so sehen wir

$$\text{Moropositiv: } 86 \text{ Knaben} = 41,3\%,$$
$$81 \text{ Mädchen} = 48,7\%.$$

Wir finden demnach bei den Knaben in den ersten Schuljahren eine Steigerung der positiven Morofälle um 10,6%, bei den Mädchen aber um 19,2%. Es überwiegen demnach bei den Mädchen die Neuinfektionen in den ersten Schuljahren beträchtlich, eine Tatsache, die viele Statistiken belegen. Auch *Redecker* weist auf diesen in der Schulzeit sich bemerkbar machenden Unterschied zwischen Knaben- und Mädcheninfektionen hin. Ob diese immerhin auffallende Tatsache darauf zurückzuführen ist, daß die Mädchen bis zur Schulzeit weniger wie die Jungen extrafamiliären Ansteckungen ausgesetzt sind, die sie dann in den ersten Schuljahren nachholen, oder aber darauf, daß die Mädchen nach der Einschulung doch mehr wie Knaben innerhalb der Familie bleiben und dadurch familiären, erst jetzt fließenden Ansteckungen auch nach der Einschulung in höherem Maße ausgesetzt bleiben wie Knaben, oder aber ob noch andere Faktoren mitspielen, das ist keineswegs entschieden.

Die Zahlen der Moropositiven schwanken in den einzelnen Schulsystemen ganz bedeutend. Es ist aus unseren Zahlen ganz eindeutig zu sehen, daß in den Schulen, wo Kinder aus sozial bessergestellten Kreisen in größerem Maße vorhanden sind, die Zahl der Infizierten unter dem Durchschnitt liegt, so z. B. in der einen evgl. Schule mit einem relativ großen Prozentsatz Mittelstandskinder nur 20,3% bei den Knaben, 22,3% bei den Mädchen (Durchschnitt 30,7% bzw. 29,5%). Im 3. Schuljahr betrug hier die Zahl der Moropositiven nur 32% gegen 44,3% im Durchschnitt. Ebenso können wir eine *Abhängigkeit der Frühinfektionen von den Wohnverhältnissen aus unseren Zahlen deutlich erkennen.* Die Schule z. B., deren Kinder sich rekrutieren aus relativ guten, geräumigen Wohnungen und aus Einfamilienhäusern oder Häuschen in offener Bauweise, hat, obwohl das soziale Niveau der Elternschaft nicht wesentlich über dem Durchschnitt steht — verhältnismäßig sehr viel kinderreiche Familien! —, nur 22,9% positive Morokinder im 1. Schuljahr. Weit über dem Durchschnitt steht in der Zahl der Infizierten eine Schule, deren Neulinge fast nur aus sozial schlechtgestellten Kreisen stammen, die außerdem ganz innerhalb der alten Stadt liegt mit durchweg sehr engen, schlechten, auch schlecht gepflegten Wohnungen. Wir fanden hier bei den Schulneulingen 38,9% positive Morokinder!

Im 3. Schuljahr bei der 2. horizontalen Reihenuntersuchung ist übrigens der Unterschied zwischen den einzelnen Schulsytemen, was die Zahl der positiven Morofälle betrifft, nicht mehr so groß, ein Beweis meines Erachtens, daß während der Schulzeit, besonders in den ersten Jahren, die extrafamiliären Ansteckungen überwiegen.

Wir haben unter Berücksichtigung der oben erörterten Momente die Familien unserer untersuchten Kinder ihrer sozialen Lage nach eingeteilt in 4 Gruppen: gute Verhältnisse, geordnete, gefährdete und schlechte Verhältnisse. Bei den Kindern aus Familien der Gruppe I (26,5% der Gesamtzahl der Familien) finden wir in 21,4% der Fälle einen positiven Moro; bei den Kindern aus Gruppe IV (5,6% der Gesamtzahl der Familien) finden wir in 44% einen positiven Moro. (Bei den Neulingen!)

Die Schulbezirke decken sich nicht mit den Fürsorgebezirken, so daß Vergleichszahlen schwer zu bekommen sind. Immerhin finden wir in 2 Schulen eine relativ gute Übereinstimmung der Grenzen. Die in Frage kommenden Bezirke sind bevölkerungszahlenmäßig ungefähr gleich. In dem einen Bezirk haben wir 53 Fürsorgefälle (offen und fakultativ offen Tuberkulöse), in der zugehörigen Schule sind 22,9% positive Morofälle; im anderen Bezirk sind es 74 Tuberkulosefürsorgefälle, in der dazugehörigen Schule 38,2% infizierte Kinder. Wir sehen also in diesen 2 Bezirken eine Parallelität zwischen Zahl der ansteckungsfähigen Tuberkulösen und Zahl der frühinfizierten Kinder.

Wenn wir die Frage der *Belastung* an unseren reihenuntersuchten Kindern im 1. Schuljahr studieren, so finden wir in den Fällen, wo in der Ascendens oder bei Geschwistern eine Tuberkulose in der Anamnese erscheint, positive Tuberkulinreaktion in 51% der Fälle. Berücksichtigen wir aber nur die Fälle, wo wir noch eine fließende Quelle in der Umgebung des Kindes kennen, so ist der Prozentsatz der Moropositiven noch höher, nämlich 72%.

Nun das Ergebnis der klinischen Untersuchung, soweit es für unsere Frage von Interesse ist: Eine Konstitutionsdiagnose nach den Gedankengängen von *Kretschmer, Coerper* u. a. haben wir nicht in allen Fällen zu stellen vermocht, derartige Diagnosen erfordern neben größerer Erfahrung viel Zeit, die wir leider für unsere Reihenuntersuchungen nicht zur Verfügung hatten. Gefühlsdiagnosen erscheinen mir aber zu gefährlich, als daß man sie zu irgendwelchen Schlüssen verwenden könnte und dürfte. Wir werden sicherlich danach trachten müssen, auch in den heiklen Fragen der individuellen Konstitution nach größerer Erfahrung über die zum Teil noch problematischen Fragen zu gewissen Gruppenbildungen zu kommen. Vorerst haben wir uns beschränkt, unsere Kinder bezüglich des Allgemeinzustandes einzuteilen nach der alten schulärztlichen Inspektionsmethode, der sog. Mannheimer Methode. Wir bilden 3 Gruppen: Allgemeinzustand gut = I, mittel = II, schlecht = III. Im Allgemeinzustand I fanden wir 33,6% der Knaben und 40,1% der Mädchen im 1. Schuljahr. Davon reagierten auf Tuberkulin positiv 20,7% Knaben und 23,4% Mädchen. Im Allgemeinzustand III fanden sich 20,6% der Knaben und 19,9% der Mädchen. Einen positiven Moro hatten davon 37,8% der Knaben und 27,3% der Mädchen. Im ganzen reagierten von den Kindern im 1. Schuljahr (Knaben und Mädchen zusammen) im Allgemeinzustand I 22,2%, im Allgemeinzustand II 28,4% und im Allgemeinzustand III 32,3% tuberkulinpositiv. Wir sehen also, daß bei den schwächlichen Kindern mit blasser Farbe, schlaffer Muskulatur, mehr weniger asthenischen Körperbau ein etwas größerer Prozentsatz frühinfiziert ist als bei den anderen Kindern. Andererseits sehen wir aber auch — und wir werden es später, wenn die aktiv Kranken herauskrystallisieren, noch besser sehen —, daß es ganz abwegig ist, bei den Schuluntersuchungen nur die Schwächlinge und Blassen als tuberkuloseverdächtig der Lungenfürsorgestelle zur genaueren Untersuchung zu überweisen.

Exsudative Erscheinungen (nach der Redeckerschen Einteilung mittleren und höheren Grades) fanden wir relativ recht häufig. Ausschläge oder anamnestische Neigung zu Ausschlägen (Impetigo, Ekzem, Urticaria) und Entzündungen, chronische Augenentzündungen, vornehmlich die chronische Blepharitis, chronische Katarrhe der Nase, der oberen Luftwege, Rüsselnase, Drüsenschwellungen, ferner den Symptomenkomplex des Lymphatismus: polypöse Wucherungen, Adenoide, große Mandeln, Drüsenschwellungen usw. fanden wir ausgesprochen in gut einem Viertel der Kinder, 26,8%. Davon reagierten moropositiv 33,5%. In einem großen Prozentsatz der Fälle wäre bestimmt die Diagnose Skrofulose gestellt worden und doch ist nur ein Drittel dieser „skrofulosen" Kinder moropositiv, also tuberkuloseinfiziert. Wir sehen auch aus diesen Zahlen, wie unbegründet oft oder meist die Diagnose Skrofulose ist. Die Ausführungen *Redeckers* zu diesem Thema in der „Tuberkulose" (Jhrg. 1926, Nr. 22) sind außerordentlich beachtenswert.

Auf die übrigen klinischen Befunde will ich nicht näher eingehen. Ich möchte nur noch erwähnen, daß der Befund einer Bronchitis bei diesen Reihenuntersuchungen außerordentlich häufig ist, ohne daß irgendein Verdacht auf Tuberkulose vorliegt.

Die Ausbeute bei der klinischen Untersuchung allein bezüglich der Tuberkulose selbst ist recht gering. Wir fanden im ganzen unter unseren Kindern bei der ersten Untersuchung:

3mal Reste einer Gelenktuberkulose und zwar in allen Fällen einer Coxitis.
1mal eine abgeheilte, 1mal eine noch fistelnde aktive Knochentuberkulose.

2 mal Reste einer ulcerösen Hauttuberkulose.
3 mal Residuen einer Drüsentuberkulose, 1 noch etwas fistelnd.
6 mal Reste einer Keratitis ekzem. 2 mal noch floride Prozesse an den Augen.
5 mal Phlyktänen und 12 mal Angaben, daß derartige Prozesse früher einmal aufgetreten waren.

Erwähnen möchte ich, daß in all diesen Fällen mit Ausnahme von 5 anamnestischen Phlyktänen der Moro stark positiv war.

Lungenveränderungen, die uns *klinisch allein* die Diagnose Tuberkulose gestatteten, waren nur in ganz wenig Fällen vorhanden: 2 sek. tbc. Oberlappentuberkulosen, die uns aber schon früher bekannt waren, eine schwere Infiltrierung, 1 tumorige Bronchialdrüsentuberkulose. Die klinische Diagnose der kindlichen intrathorakalen Tuberkulose ist eben außerordentlich schwierig, und man wird wirklich nur in sehr seltenen Fällen bei schulärztlichen Untersuchungen in der Lage sein, eine richtige Diagnose zu stellen. Ich bin mit *Harms* u. a. der Überzeugung, daß ohne röntgenologische Untersuchung die Diagnose der kindlichen Tuberkulose in der Mehrzahl der Fälle ein Ding der Unmöglichkeit ist oder bestenfalls eine Wahrscheinlichkeitsdiagnose bleibt. Ich bin immer wieder überrascht über das klinische Können mancher Schulärzte, die auf Grund *einer* Untersuchung ohne Röntgenbefund und oft ohne Tuberkulinisierung über soundso viele Prozent tuberkulöser, oft sind es auch nur „tuberkulosegefährdeter" Kinder berichten. Für den Laien und Fernstehenden müssen derartige Untersuchungsergebnisse, die nicht selten sogar den Weg in die Presse finden, irreführend wirken, dem Kenner werden sie nur ein Lächeln entlocken. Wenn wir tuberkulinisieren und nur klinisch untersuchen, werden wir fast nie über die Diagnose „okkulte Tuberkulose" nach *Engel* hinauskommen. Das ist aber letzten Endes keine befriedigende Diagnose, sondern nur das Eingeständnis unseres non possumus. Unser Bestreben muß es doch sein, nicht bloß die Kinder herauszubekommen, die infiziert sind — dazu würde schließlich der positive Moro allein genügen —, wir müssen herauszufinden suchen, in welcher Kampfphase sich der kindliche Organismus befindet, wie das Kräfteverhältnis in diesem Kampfe ist, wir müssen die Kinder eruieren, die in Gefahr stehen, durch Superinfektionen, durch schwächende Momente irgendwelcher Art in diesem Kampfe zu unterliegen, d. h. die Kinder, die tuberkulös krank sind oder zu werden drohen, insbesondere auch die, die später den Weg zu gehen drohen, der über die sekundäre Tuberkulose oder auch ohne je Erscheinungen der sekundären Tuberkulose zu machen, zur tertiären Tuberkulose: zur Schwindsucht führt. Wir müssen, wenn wir helfen wollen — und das ist doch schließlich der Endzweck all unserer Arbeit — die *behandlungsbedürftigen, infizierten* Kinder herausfinden und die Diagnose des augenblicklichen Zustandsbildes der Kampfsymbiose, um mit *Redecker* zu reden, stellen. Die interessanten Ergebnisse von *Ranke, Redecker, Simon* u. a. haben in diese Fragen mehr Licht gebracht und insbesondere auch erkennen lassen, daß sich für das Phthiseogeneseproblem ganz neue Gesichtspunkte ergeben. Manches mag an diesen Gedanken vielleicht kühn sein, so viel steht meines Erachtens fest, daß sie von der allergrößten Bedeutung sind auch für die Arbeit der Tuberkulose-Fürsorgestellen. (Vgl. dazu auch die neue Arbeit von *Redecker* im Tuberkulose-Fürsorgeblatt 1927, Maiheft). Den notwendigen Einblick in den Ablauf der tub. Infektion im kindlichen Organismus gestattet uns nicht die klinische Untersuchung, wenigstens nicht allein, sondern nur die *Röntgen-untersuchung* führt uns hier in vielen Fällen weiter. Von ihr müssen wir deshalb ausgiebigsten Gebrauch machen. Wenn wir den Weg überblicken, den die Röntgendiagnostik in der kindlichen Tuberkulosediagnostik gegangen ist, so können wir unschwer eine Parallele finden zu dem Weg der Tuberkulinreaktion. Hier wie dort zuerst eine maßlose Überschätzung, die z. T. auch heute noch von mancher, unkritischer Seite geübt wird: Tuberkulinpositiv ist tuberkulös, ein fleckiger, verbreiteter Hilus ist eine Hilusdrüsentuberkulose, hier wie dort dann eine reaktive, ungerechte Unterschätzung: der positive Pirquet sagt überhaupt nichts und die Röntgenuntersuchung leistet nichts, ist sogar gefährlich (vgl. *Engel!*) und endlich hier wie dort allmählich die richtige Kritik und die Erkenntnis des tatsächlichen Wertes beider diagnostischer Mittel. Man darf selbstverständlich von der Röntgenuntersuchung nichts Unmögliches erwarten, man darf nicht verkennen, daß zur röntgenologischen Sichtbarwerdung und Darstellung zum mindesten eine gewisse Größe der anatomisch-pathologischen Veränderung notwendig ist, ferner eine Strukturänderung gegenüber der Umgebung, man darf nicht Veränderungen suchen, wo das anatomische Substrat für diese Veränderungen gar nicht vorhanden ist, z. B. tuberkulöse Drüsen, wo anatomisch überhaupt keine Drüsen liegen. Ferner muß man so viel von der Klinik wissen, daß es auch noch andere Krankheiten außer der Tuberkulose gibt, die röntgenologische Veränderungen in Lunge und Drüsen verursachen. Man muß in der Beurteilung von Röntgenbefunden, sei es bei Durchleuchtungen, sei es auf der Platte, eine große Kritik, basierend auf großer, klinischer und röntgenologischer Erfahrung walten lassen. Dann, aber auch nur dann, leistet die Röntgenuntersuchung bei der Diagnose der kindlichen Tuberkulose außerordentlich viel. Wenn *Engel* u. a. durch ihre, über das Ziel weit hinausschießende Kritik der kritiklosen Röntgenerei in den Fürsorgestellen und, wie ich aus Erfahrung weiß, auch in nicht wenigen Kliniken, erreicht haben, daß man in der Deutung der Röntgenbefunde jetzt skeptischer geworden ist, so haben sie sich sicherlich dadurch ein großes Verdienst erworben, ohne daß ihr nihilistischer Standpunkt in der Röntgendiagnostik gerechtfertigt ist. Es ist wirklich nicht so, daß jeder, der zum erstenmal vor dem Schirm steht, nun gleich die feinsten Veränderungen sehen und analysieren kann. Eine Unzahl diagnostizierter Hilusdrüsentuberkulosen, die keine sind, und anderer Veränderungen, die mit Tuberkulose nichts zu tun haben, wird die Folge einer unerfahrenen, unkritischen Röntgenerei sein. Weil ich in der Röntgendiagnostik ein außerordentlich wertvolles Mittel sehe, das zu wertvoll ist, um mißbraucht werden zu dürfen, weil ich weiß, wie schwer es ist, im Röntgenbild richtig zu lesen, muß ich die Redeckersche Forderung nach dem allgemeinen Röntgenkataster, wie er ihn in seiner letzten, oben zitierten Arbeit fordert, zur Zeit in seiner praktischen Ausführung noch als gefährlich bezeichnen. Zur erfolgreichen Führung des „Röntgenkatasters" gehört erst eine entsprechende Vorbildung und Erfahrung derjenigen Ärzte, die ihn anlegen sollen. Solange diese Forderung nicht erfüllt ist, würde meines Erachtens eine Massendurchleuchtung mit häufigen Fehldiagnosen nur Unruhe in die Bevölkerung tragen, ohne wesentliche Erfolge zu bringen. Den Gegnern dieser Methodik aber — und ich glaube, die praktizierenden Ärzte werden ihr nicht sehr freundlich gegenüberstehen — würden wir sehr billige Waffen in die Hände spielen. Ich bin deshalb der Ansicht, daß nur facärztlich geleitete Fürsorgestellen — ob als Spezialfürsorgestellen oder eingespannt in das Bezirkssystem — berufen sind, derartige Reihenuntersuchungen auszuführen. Mit diesen Bedenken will ich absolut nichts gegen die Idee als solche, die auch ich für richtig halte und seit längerer Zeit verfolge, sagen, ich meine nur, daß wir erst die notwendigen Grundlagen schaffen müssen. Ein großer Schritt wäre meines Erachtens auch getan, wenn es Prinzip würde, daß die Tuberkulosefürsorgestellen, wenigstens in der Großstadt mit Tuberkulosestationen verbunden wären. Nur dann wäre es meines Erachtens möglich, den Kampf gegen die Tuberkulose nach Redeckerschen Grundsätzen aufzunehmen. Auch *Redecker* wird mir recht geben, daß in vielen Fällen außer der Röntgenuntersuchung doch auch eine klinische Beobachtung notwendig ist. Wenn nun nicht die Garantie besteht, daß Klinik und Fürsorgestelle nach den gleichen Gesichtspunkten arbeiten, dann wird aus dieser Beobachtung nichts Erfreuliches herauskommen. Das gilt ganz besonders auch für die Therapie, die in diesen Stationen sofort einsetzen könnte und nicht erst nach Monaten, wenn all der formelle Kram erledigt ist, der notwendigerweise der Einberufung in eine Heilstätte vorausgehen muß. Schafft deshalb vor allem genügend facärztlich geleitete, wissenschaftlich arbeitende Fürsorgestellen, aber keine Riesenzentralen mit Rekorduntersuchungsziffern, sorgt für einen gut angelernten, klinisch und röntgenologisch ausgebildeten Nachwuchs, schafft Tuberkulosestationen, mit der Fürsorgestelle durch Personalunion verbunden, und dann laßt uns von dieser Grundlage aus den Kampf gegen die Tuberkulose nach wissenschaftlichen, neuen, u. U. revolutionären Gesichtspunkten beginnen. Bis dahin aber wird es Aufgabe der Fürsorgestellen sein, durch intensive Nachprüfung der neuen Gedanken ihre Richtigkeit zu erweisen.

Nach diesem Exkurs nun zu den Ergebnissen unserer Röntgenuntersuchungen. Als Grundlage unserer Besprechung nehmen wir das Rankesche Einteilungsprinzip und das sich darauf aufbauende Redecker-Simonsche Schema der kindlichen Tuberkulose, das sicherlich am meisten der heutigen wissenschaftlichen Erkenntnis entspricht. Die Bedenken, die insbesondere von pathologisch-anatomischer Seite vorgebracht werden, sind sicher nicht gering zu achten, aber ich meine, wir, die wir in unserer Arbeit im vollen Leben stehen und praktische Tuberkulosebekämpfung treiben müssen, wir können und dürfen nicht warten, bis zu jeder Frage, deren Lösung uns an den Nägeln brennt, die Pathologen gesprochen haben. Wir sehen das Leben und wir sehen den Kampf mit wechselnden Bildern, oft plötzlich erscheinend und ebenso rasch verschwindend, der Pathologe sieht den Ausgang des Kampfes, wenn er ungünstig verlaufen ist. Wenn wir sehen, um nur eins herauszugreifen, wie im sekundären Stadium die Infiltrierungen als Höhepunkte im Kampf auftreten, besonders dann, wenn das Kind Superinfektionen ausgesetzt ist und wenn wir diese Beobachtung immer wieder und wieder machen, wenn wir sehen, wie sich in oder kurz nach der Pubertät die Frühinfiltrate entwickeln und wie sich aus diesen nichtbehandelten Infiltraten sehr oft die Phthise entwickelt, dann dürfen wir mit unseren notwendigen Maßnahmen nicht warten, bis die Pathologen uns gesagt haben, was die Infiltrierungen, die Infiltrate nun eigentlich darstellen und wie die ungeklärten Fragen alle heißen mögen, wir müssen handeln auf Grund *unserer* Erkenntnis, wir müssen das Kind mit seiner Infiltrierung herausnehmen aus der Gefahrzone und entsprechender Behandlung zuführen, wir müssen bei dem Frühinfiltrat u. U. sofort den Pneumothorax anlegen, weil wir aus Erfahrung wissen, daß er oft direkt lebensrettend wirkt.

Nach der Infektion der Tuberkelbacillen — wahrscheinlich meist durch die Bruno Langeschen Staubpartikelchen oder die Flüggeschen Tröpfchen, bildet sich in der großen Mehrzahl der Fälle in der Lunge der *Primärherd*. In einem gewissen, von verschiedenen Autoren verschieden hoch angegebenen Prozentsatz sitzt der Primärherd außerhalb der Lunge, meist im Darm. Für unsere Untersuchungen scheidet aber diese Form des Primärherdes aus, weil wir mit unseren heutigen diagnostischen Mitteln nur selten und auch dann nur mit einer gewissen Wahrscheinlichkeit den enteralen Primärherd diagnostizieren können.

Auf das anatomisch-pathologische Bild des Primärherdes bzw. des Primärkomplexes = pulmonaler Herd + zugehöriger Drüsenherd will ich nicht näher eingehen. Die ausgezeichneten Untersuchungen von *Ghon, Ranke, Puhl* u. a. haben uns diese Veränderungen klargemacht. Ich möchte nur auf den Begriff der *Primärinfiltrierung*, den *Redecker* aufgestellt hat, kurz eingehen. Um den pulmonalen Herd herum, ebenso auch um den erkrankten Drüsenherd bildet sich eine perifokale Entzündung, pathologisch-anatomisch eine unspezifische, entzündliche Durchtränkung, die in ihrer Ausdehnung wohl in erster Linie abhängig ist von der Stärke der Giftbildung beim Abbau der Tuberkelbacillen. Den klinischen und röntgenologischen Ausdruck dieser perifokalen Entzündung nennt *Redecker* Primärinfiltrierung. Er will damit das flüchtige, fließende Auftreten und Vergehen dieser Erscheinung ausdrücken im Gegensatz zum Infiltrat, das stabiler ist. Nach meinen Erfahrungen führt die Bezeichnung Infiltrierung, die sich offenbar durchsetzt, leicht zu Verwechslungen, weshalb vielleicht doch der Ausdruck *entzündliches Ödem*, der ja auch das pathologisch-anatomische Wesen trifft, vorzuziehen wäre. Dieses entzündliche Ödem kann restlos resorbiert werden, bei längerem Bestehen kann es aber auch zu indurierenden Prozessen kommen, die bei perihilären Infiltrierungen zu dem Bilde der adhäsiven Mediastinitis, der schwieligen Periadenitis führen können. In ungünstigen Fällen kann das Ödem einbezogen werden in den Erweichungsprozeß des primären Herdes, es kommt dann zum Bilde der käsigen primären Pneumonie. Der primäre Herd selbst kann resorbiert werden in leichtesten Fällen, meist wird er narbig umgewandelt, verkalkt oder verknöchert. In den Bronchialdrüsen läuft der Prozeß langsamer ab. Er braucht sich keineswegs auf nur eine Drüse oder Drüsengruppe zu beschränken, kann vielmehr auch auf andere Drüsengruppen, auch der anderen Seite übergehen. Er ist meist ausgedehnter als in der Lunge. Stärkere Ausdehnung des tuberkulösen Prozesses in der Drüse oder stärkeres entzündliches Ödem um den Drüsenherd herum (intraglanduläre Infiltrierung) kennzeichnet die primäre, tumorige Bronchialdrüsentuberkulose. Ausgang ist auch hier die Resorption, die schwielige Periadenitis und die Erweichung mit späterer oft ausgedehnter Verkalkung.

Immunbiologisch geht im primären Stadium der Übergang von der Anergie zur Allergie vor sich, der Krankheitsprozeß beschränkt sich auf den primären Herd und die zugehörigen Lymphdrüsen, das Wachstum geschieht durch Kontakt. Das klinische Bild des Primärkomplexes ist erst in letzter Zeit eingehend studiert und bekannt geworden. Ich erwähne hier die Arbeiten von *Simon*, *Harms* und seinen Mitarbeitern. Manche Frage ist aber auch hier noch zu klären. Der Nachweis des primären Lungenherdes und der primären Bronchialdrüsentuberkulose ist nur dann möglich, wenn der pulmonale Herd eine gewisse Größe hat und die Bronchialdrüsentuberkulose unter dem Bilde der tumorigen Form verläuft. Mit einer gewissen Sicherheit wird man sagen können, daß die Diagnose des frischen primären Herdes in der Lunge abhängig ist von der Ausdehnung der perifokalen Entzündung, der Primärfiltrierung. Da nun aber andererseits die stärkere Primärinfiltrierung Folge einer höhergradigen Giftwirkung ist und immer eine gewisse zeitweilige Unterwertigkeit der immunisatorischen Kräfte anzeigt, so kann man wohl mit einer gewissen Reserve sagen, daß der diagnostische Nachweis des frischen Primärherdes am ehesten gelingt in den schweren Fällen, womit ich aber nicht behaupten will, daß nicht auch derartige ausgedehnte, schwere Primärherde fast restlos zur Ausheilung kommen können.

Wir fanden bei unseren Reihenuntersuchungen mehr weniger frische Primärherde: bei den etwa 6 jährigen Kindern 8 mal, bei den etwa 8 jährigen 1 mal. Röntgenologisch ist der Primärherd charakterisiert durch mehr oder weniger scharfbegrenzte, wolkig-schleirige Schattenbildung im Lungenfelde — je nach dem Alter des Prozesses und der Ausdehnung der perifokalen Entzündung — meist unscharf übergehend in die Hiluszeichnung und mit ihr in Zusammenhang stehend. Der Prozeß verlief in den beobachteten Fällen verschieden ab. In 3 Fällen bildete sich ein typischer, harter Lungenherd, der wesentlich kleiner war als der ursprüngliche frische Herd. Der Prozeß war nach 1 Jahr in dieser Weise abgelaufen. In 2 Fällen fanden wir nach 1 Jahre in der Lunge nichts Krankhaftes mehr im Röntgenbild, dagegen harte Hilusherde auf der Seite der Erkrankung; die Herde waren in einem Falle sehr groß und grob. Die anderen 3 Fälle stehen erst seit 1927 in Beobachtung. Bei dem 8 jährigen Jungen, bei dem der frische Primärherd bei der 2. horizontalen Reihenuntersuchung gefunden wurde, hat sich das Bild einer tumorigen Paratrachealdrüsentuberkulose herausgebildet, von dem Lungenherde ist nichts mehr zu sehen. Ob der Drüsenprozeß noch primär ist, kann nicht entschieden werden. Der Primärherd lag unter den 9 frischen Fällen 3 mal links (2 mal 1. Oberfeld, 1 mal 1. Mittelfeld), 6 mal rechts (3 mal im rechten Mittelfeld, 1 mal im r. Oberfeld, 2 mal im r. Unterfeld). Die Diagnose auf Primärherd bzw. Primärinfiltrierung stellten wir auf Grund der röntgenologischen Befunde (Fehlen sonstiger, charakteristischer Erscheinungen, harte Primärherde usf.) der klinischen Untersuchung und der Anamnese (Fehlen extrapulmonaler Schübe oder Reste von solchen). Endlich haben wir in 2 Fällen die ungefähre Ansteckungszeit und die Ansteckungsquelle eruieren können. Der weitere Verlauf hat bis jetzt unsere Diagnose immer bestätigt. Ich möchte aus unseren Beobachtungen hierzu kurz 2 Fälle mitteilen:

Fall 1. Kind M., 5 Jahre und 11 Monate alt, reihenmäßig untersucht am 22. II. 1927. Eltern gesund (durch Nachuntersuchung bestätigt), gute soziale Verhältnisse, einziges Kind.

Oft erkältet seit früher Kindheit, vor 2 Jahren Rachenmandeln entfernt, wiederholt Urticaria. Im Winter 1926, um die Weihnachtszeit, „Grippe" mit kurzdauerndem Fieber. Hustet viel, ißt aber gut und ist munter wie immer.

Typus muscularis, etwas blaß, guter Allgemeinzustand (I).

Reichlich kleinere Hals-Nackendrüsen bds.

Lungen: L. v. rel. Dämpfung bis 3. Rippe, ebenso l. h. o. bis über Spina. L. h. leise, unreine Atmung, l. v. vesico-bronchial. Reichlich fein- und mittelblasige Rhonchi. Sonst diffus über der Lunge bei pueriler, rauher Atmung diffus Giemen und Brummen.

Moro stark positiv.

Röntgenbefund: Linker Oberteil mit Ausnahme der obersten Spitze homogen schattiert, rechts fleckige Hiluszeichnung.

Bei den bisherigen Nachuntersuchungen 15. III. und 15. V. konnte festgestellt werden, daß der Katarrh über der Lunge wesentlich zurückgegangen ist, die Dämpfung hat sich aufgehellt. Das Allgemeinbefinden des Kindes ist ein gutes, nur macht ihm eine rezidivierende Urticaria viel zu schaffen.

Röntgenologisch hat sich der Schatten aufgelockert, es beginnt sich ein harter Herd herauszukrystallisieren. Auch die Paratrachealdrüsen werden deutlicher abgegrenzt. Man kann bereits von einem beginnenden Stadium der Bipolarität nach *Simon* sprechen, das ja für sich zurückbildende Primärinfiltrierungen charakteristisch sein soll.

Epikrise. Ausgedehnte *Primärinfiltrierung* bei einem 6jährigen Jungen. Allgemeinzustand wenig gestört, ausgesprochene exsudative Erscheinungen. Extrafamiliäre Infektion, die eruiert wurde. Das Kind verkehrte vor Weihnachten viel in einem Hause, in dem die Mutter schwerkrank an offener Tuberkulose zu Bett lag. Diese Frau stand in Fürsorge und ist mittlerweile gestorben. Die Infiltrierung bildet sich zurück. Jetzt Stadium der Bipolarität. Das Kind ist für Heilstätte vorgeschlagen und jetzt (1. VII.) einberufen.

Fall 2. Peter R., bei der 2. Reihenuntersuchung im Januar 1927 8 Jahre 3 Monate alt. Nicht belastet. Eltern und Geschwister untersucht und gesund befunden. Gefährdete soziale Verhältnisse wegen Arbeitslosigkeit des Mannes, schlechter Wirtschaftsführung der Frau.

Bei der 1. Reihenuntersuchung 1925 klinisch und röntgenologisch gesund befunden. Moro damals negativ. Ende des Jahres 1926 Klagen über Leibschmerzen, Husten, Appetitlosigkeit. In der Schule Nachlassen der Leistungen. Deswegen vom Lehrer zur Schulsprechstunde geschickt, untersucht und geröntgt. Moro negativ. Kein besonderer klinischer und röntgenologischer Befund erhoben. Bei der 2. Reihenuntersuchung am 20. I. 1927 wurde folgender Befund erhoben:

Das Kind hustet viel, ist blaß geworden, hat wenig Appetit, klagt über Leibschmerzen in der Nabelgegend.

Typus resp., sehr blaß, Allgemeinzustand recht mäßig (II—III), schlaffe Muskulatur. Reichlich kl. und m. Halsdrüsen vor und hinter dem Nicker.

Über der Lunge l. v. leichte Schallabschwächung. Leise Atmung, besonders l. v. abgeschwächt. Vereinzelt feines Knistern besonders l. Hilus. In beiden Unterlappen Giemen und Brummen.

Oberbauchgegend etwas aufgetrieben und druckempfindlich.

Moro stark positiv.

Röntgenbefund: Links tumoriger Hilus, besonders paravertebral, unscharf in das Lungengewebe übergehend. Wolkige Trübung der Umgebung. Rechts verbreiteter Hilus.

Bei den bisherigen Nachuntersuchungen im März und Mai konnte festgestellt werden, daß der klinische Befund im ganzen unverändert geblieben ist, röntgenologisch ist der Prozeß mehr auf den Hilus zurückgegangen, die tumorige Schwellung ist deutlicher und schärfer begrenzt.

Eine Heilstättenkur ist vorgeschlagen, der Junge ist jetzt einberufen.

Epikrise: Frischer Primärkomplex mit starker primärer *Bronchialdrüsentuberkulose* und perihilärer Infiltrierung. 8jähriger, schwächlicher Junge, bei der ersten Reihenuntersuchung und 3 Monate vor der 2. Reihenuntersuchung moronegativ, klinisch und röntgenologisch gesund. Auch hier extrafamiliäre, nicht eruierte Infektion.

Das Endstadium der Primärherde bzw. der Primärkomplexe, verkalkte bzw. harte, isolierte Lungenherde und dazu gehörige Hiluskalkherde fanden wir bei den Reihenuntersuchungen im 1. Schuljahr 61mal, d. i. 12,1% bzw. unter Mitzählen der Hiluskalkherde ohne nachweisbaren Lungenherd mit der Einschränkung, daß wir nur Hiluskalkherde mitrechneten, wenn sie mindestens Bohnengröße zeigten, wobei man allerdings bedenken muß, daß manche dieser Hiluskalkherde ihre Entstehung erst sek. tbc. Hilusdrüsenprozessen verdanken, 83mal, d. i. 16,4% sämtlicher tuberkulin-positiver Kinder. Im 3. Schuljahr, also bei der 2. horizontalen Reihenuntersuchung fanden wir typische harte Primärkomplexe im ganzen 23mal, d. i. 13,9% der tuberkulinpositiven Kinder dieser Altersstufe. In der Mehrzahl der Fälle ist der beobachtete Lungenherd wesentlich kleiner als der Hilusherd, relativ oft sahen wir Hiluskalkherde multipel auch auf der anderen Seite. Einen Teil der Hiluskalkherde konnten wir erst bei schräger Durchleuchtung zu Gesichte bekommen, einen Teil der Lungenherde erst bei tiefster Inspiration, weil sie im Leber- oder Herzschatten, oder auch etwa unter einer Rippenkreuzung lagen. Es ist mir nach meinen Erfahrungen unerfindlich, wie z. B. *Engel* das Vorkommen harter Primärherde im Röntgenbild als sehr seltenes Ergebnis bezeichnen kann. Bei uns an der Fürsorgestelle ist auf alle Fälle dieser unverkennbare Befund etwas Alltägliches bei Kindern und auch bei Erwachsenen (vgl. auch *Harms, Klinckmann, v. Müller, Redeker, Simon* u. a.). Offensichtlich wird mit zunehmendem Alter der Nachweis der harten Herde schwieriger. Das liegt zum Teil daran, daß das Volumen der Lunge größer wird, wodurch die Herde leichter untergehen können, dann aber auch sicherlich daran, daß mit zunehmendem Alter die Primärinfektionen leichter zu verlaufen pflegen, wodurch naturgemäß auch die Größe der harten Herde beeinflußt wird in dem Sinne, daß die Verkäsungsherde kleiner werden und damit auch die Verkalkungen einen geringeren Umfang annehmen. Tatsächlich sahen wir auch bei unseren Reihenuntersuchungen die größten Kalkherde im Lungenhilusgebiet in Fällen, bei denen nach der Anamnese die Infektion in früher Kindheit erfolgte und offenbar ein schweres Primärstadium durchgemacht wurde. Darauf macht auch *Engel* und *Simon* aufmerksam. Dazu 2 Fälle, die aus früheren Untersuchungen uns bereits vor der Reihenuntersuchung bekannt waren. Der eine Fall — Vater ist tuberkulös — hatte mit 2 Jahren bereits denselben Röntgenbefund wie bei der Untersuchung im 6. Jahre, nur eine harte Spitzenmetastase war mittlerweile aufgetreten (vgl. später!). Er zeigt im Röntgenbild einen sehr groben, pflaumengroßen Kalkherd im rechten Oberfeld und beiderseits grobe Hiluskalkherde, dabei streifige Züge zum r. Oberfeld. Mit 3 Jahren hatte das Kind eine Pleuritis exsudativa r., die mit geringer Zipfelbildung ausheilte. Mit 4 Jahren trat eine tbc. Coxitis auf, die nach langer Behandlung nun ebenfalls ausgeheilt ist. Ferner hatte das Kind wiederholt Phlyktänen und einmal eine Keratitis ekzem. Das andere Kind wurde uns bekannt anläßlich der Pockenimpfungen. Es hatte damals (3 Jahre alt) eine schwere Hüftgelenkentzündung tbc. Natur. Eine Untersuchung in der Lungenfürsorgestelle ergab röntgenologisch einen sehr groben Kalkherd im r. Mittelfeld und grobe Herde im r. Hilus. Streifige Züge zum Mittelfeld und scharfbegrenzte Interlobärlamelle mit angelagerten Kalkherden. Der Lungenbefund blieb bis jetzt unverändert, außer der tbc. Coxitis sind sek. Schübe nicht aufgetreten. Die Infektionsquelle lag in diesem Falle extrafamiliär. Ein Zwangseinquartierter hatte, auf derselben Etage wohnend, eine offene Tuberkulose und wurde selbstverständlich sofort in Fürsorge genommen. Für beide Fälle ist charakteristisch das frühe Überstehen der Primärherde, ihre große Ausdehnung und das Auftreten schwerer sek. tbc. Erscheinungen, was ja auch auf die Schwere der Erkrankung schließen läßt.

Unter den Kindern im 6. Jahre ist die Zahl der diagnostizierten harten Herde relativ größer als im 8. Jahre, was sich aus den obengemachten Bemerkungen zwanglos erklären läßt. In manchen Fällen konnten wir bei der 2. horizontalen Reihenuntersuchung früher gefundene und notierte harte Lungenherde nicht mehr sehen. Ob das durch die Volumenvermehrung der Lunge bedingt ist oder ob durch allmähliche Resorption auch harte Herde sich verkleinern können, ist nicht mit Sicherheit zu sagen.

Was die Verteilung der harten Herde auf die einzelnen Lungenfelder betrifft, so sehen wir, wie bereits bei den frischen Herden erwähnt, ein ganz beträchtliches Überwiegen der rechten Seite mit 71,9%. Am häufigsten finden wir den Lungenherd im Mittelgeschosse der Lunge (55%), dann im Untergeschosse mit 25% und im Obergeschoß mit 20%. In 2 Fällen fanden wir u. E. sichere Primärherde in der Spitze, beidemal rechts. Worauf die Bevorzugung der rechten Lunge zurückzuführen ist — zum Teil ist sie natürlich auch auf die etwas schwierigere Darstellbarkeit der Lungenherde l. zurückzuführen (aber auch bei den isolierten Hiluskalkherden und beweisend auch pathologisch-anatomisch finden wir rechts ein Überwiegen) —, ist nicht restlos geklärt. Wahrscheinlich spielen besondere anatomische Verhältnisse mit (kürzerer Weg für die infizierenden Bacillen).

Mit dem Hartwerden (Verkalken) der primären Hilus-Lungenherde ist im allgemeinen wohl der tbc. Prozeß stabil geworden. In einigen, relativ seltenen Fällen sahen wir typische, harte Primärkomplexe bei den Reihenuntersuchungen, obwohl der Moro wiederholt negativ war und blieb. Ob man aus diesen Beobachtungen schließen darf, daß auch immunbiologisch der Prozeß abgeschlossen ist, daß eine positive Anergie eingetreten ist, so daß Neuinfektionen wieder zu typischen Primärkomplexen führen müssen, wage ich nicht zu entscheiden. Ich habe bis jetzt keinen Fall beobachtet, wo sich ein neuer typischer Primärkomplex entwickelt hat. 2mal sahen wir zwar bei unseren Reihenuntersuchungen multiple Primärkomplexe, wir haben aber ihre Entwicklung nicht verfolgen können. Außerdem ist zur Entscheidung, ob Kinder mit röntgenologischem hartem Primärkomplex und wiederholt negativem Moro nun tatsächlich positiv anergisch sind, die percutane Tuberkulinprobe nicht genau genug.

Der Übergang vom primären zum sekundären Stadium geht fast stets vor sich in den Bronchialdrüsen, wo der tuberkulöse Prozeß langsamer und unvollkommener zur Ausheilung bzw. zum Stillstand kommt. Es bleiben hier lange Zeit aktive Herde mit lebenden Tuberkelbacillen bestehen, die die Kampfsymbiose von Organismus und Tuberkelbacillus aufrechterhalten. Von diesen Herden gehen dann die Schübe aus, die das sek. tbc. Stadium charakterisieren, das sich also unmerklich aus dem primären heraus entwickelt. Von einer primären Bronchialdrüsentuberkulose kann man demnach mit größerer Berechtigung nur so lange sprechen, solange noch ein weicher Lungenherd vorhanden ist. Im sek. Stadium nach *Ranke* hat die Giftüberempfindlichkeit des Körpers ihr Maximum erreicht, der ganze Körper ist nunmehr einbezogen in den Kampf gegen den Tuberkelbacillus und seine Toxine, die bei dem vermehrten Abbau des sich rasch vermehrenden Tuberkelbacillus in großer Menge frei werden. Das sek. Stadium ist demnach in erster Linie charakterisiert durch die entzündlichen Vorgänge, die wir vorhin schon als Zeichen starker Giftwirkung kennenlernten, durch das perifokale, entzündliche Ödem, die sekundären *Infiltrierungen Redeckers*. Weiter ist das sek. Stadium das Stadium der Ausstreuungen, der Generalisation der Pathologen. Der Tuberkelbacillus benutzt alle Wege, die ihm zur Verbreitung zur Verfügung stehen: die Blutbahn, die Lymphwege, das Kanalsystem der Bronchien und den Kontakt. So sehen wir im sek. Stadium der Tuberkulose die extrapulmonalen Tuberkulosen auftreten —die Knochen-Gelenktuberkulose, die mannigfachen Formen der Hauttuberkulose, die Drüsentuberkulose, die Tuberkulose der Sinnesorgane, die Miliartuberkulose, die Meningitis usw. —, so sehen wir die pulmonalen Ausstreuungsherde, die disseminierte Tuberkulose der Lunge, die verschiedenen Formen der käsigen Sekundärtuberkulose: kurz, wir sehen im sek. Stadium all die vielgestaltigen klinischen und pathologisch-anatomischen Formen der Kindheitstuberkulose, die uns zeigen, daß ein schwerer Kampf im Organismus ausgetragen wird, und die uns jeweils ein Zustandsbild geben, das die augenblickliche Kampflage photographisch treu illustriert. Gerade die fortlaufende Beobachtung der Vorgänge im sek. Stadium der Tuberkulose mit seinen mannigfachen Manifestationen ist von großer Bedeutung für den Einblick in den Ablauf der tuberkulösen Erkrankung beim einzelnen Individuum als auch für das Problem der Phthiseogenese.

Aus der Tatsache, daß der Übergang zum sek. Stadium meist in den Bronchialdrüsen vor sich geht, erhellt ohne weiteres die große Bedeutung der *Bronchialdrüsentuberkulose*. Das Krankheitsbild, das auch heute noch ungeheuer oft diagnostiziert wird, obwohl gerade seine richtige Diagnose auf die allergrößten Schwierigkeiten stößt, über die sich allerdings gelegentlich der untersuchende Arzt mit kühnem Salto mortale hinwegsetzt. Man kann ohne Übertreibung behaupten, daß die Diagnose der erkrankten Lungendrüsen eine Modediagnose geworden ist. Jeder Kollege aus der Fürsorge wird bestätigen, daß es etwas Alltägliches ist, daß selbst die Kinder schon, öfters natürlich noch verängstigte Eltern, mit dieser perfekten Diagnose zu uns kommen — oft ging dieser Diagnose sogar eine nicht kurze Klinik- oder Krankenhausbeobachtung voraus — und nun höchst überrascht sind, wenn wir diese Diagnose keineswegs bestätigen können, weil eben nicht einmal der Moro oder der Pirquet positiv ist und das Röntgenbild nicht das geringste erkennen läßt. Auf diesen Unfug wilder Diagnostizdiererei immer wieder aufmerksam zu machen, ist deshalb unbedingt notwendig. Wieviel unnötige Sorge wird den Eltern eingejagt, wieviel Mittel werden unnötig verschleudert, wie oft wird den Kindern ein Shock fürs Leben gesetzt, indem man sie als nur halb leistungsfähig stempelt, wieviel ärztliches Prestige vertan! Denn schließlich muß auch der Laie erkennen, daß es nicht stimmen kann, wenn so viele Kinder mit den geschwollenen und tuberkulösen Lungendrüsen, die „den Keim der Schwindsucht in sich haben" — eine Äußerung, die wir oft hören —, späterhin gesund und kräftig werden. Ich habe vorhin schon darauf hingewiesen, daß wir eigentlich mit Sicherheit nur die Form der Bronchialdrüsentuberkulose klinisch und röntgenologisch nachweisen können, die wir als *tumorige* Form bezeichnen. Diese tumorige Schwellung ist entweder bedingt durch stärkere Ausbildung des spez. tbc. entzündlichen Prozesses evtl. mit folgender Verkäsung innerhalb der Drüse oder aber durch stärkere entzündliche Infiltrierung innerhalb der Kapsel. *Kleinschmidt* bezeichnet beide Formen als tuberkulöse und epituberkulöse Form. Im Prinzip besteht zwischen beiden Formen kein Unterschied: in beiden Fällen handelt es sich um den Ausdruck einer stärkeren Aktivität des tuberkulösen Prozesses: in dem einen Fall äußert sich diese stärkere Aktivität in starker Giftwirkung und folgender intraglandulärer Infiltrierung, im anderen Fall kommt es zu stärkeren produktiven, später regressiven Prozessen in der Drüse. Dasselbe Bild haben wir ja auch beim Primärherd gesehen. Klinisch und auch röntgenologisch können wir beide Formen nicht auseinanderhalten, lediglich der Ausgang ist verschieden: bei der tuberkulösen Form Verkalkung von größerer Ausdehnung, bei der epituberkulösen Form Resorption und kleiner oft überhaupt nicht mehr nachweisbarer harter Hilusherd. Die wohl immer angedeutete, nicht selten stärkere, entzündliche Infiltrierung um die Drüse: die periglanduläre Infiltrierung ist röntgenologisch nachweisbar durch unscharfe Abgrenzung der Drüse, durch unscharfe Begrenzung des Herzrandes und besonders auch durch ihren Ausgang in das Bild der schwieligen Periadenitis, auf die wir schon hingewiesen haben und auf die wir noch einmal zurückkommen werden bei Besprechung der Infiltrierungen.

Typische tumorige Bronchialdrüsentuberkulosen konnten wir bei unseren Reihenuntersuchungen finden; bei den Kindern im 6. Jahre 4mal, im 3. Schuljahr 3mal. Einen Fall davon rechnen wir auf Grund seiner beobachteten Entstehung zu den primären Bronchialdrüsentuberkulosen (Fall 2 der Bsp.), alle anderen sind typische sek. tumorige Bronchialdrüsentuberkulosen. Wir schließen das aus dem Nachweis alter Primärherde, harter Hilusherde, anderer sek. tbc. Schübe usw. Der Verlauf in den bereits länger beobachteten Fällen war so, daß in einem Fall sich unter unseren Augen sehr große Kalkherde in etwa $1^1/_2$ Jahren ausbildeten, in einem weiteren Fall ist die Schwellung völlig zurückgegangen, das Kind steht jetzt als labile, nichttumorige Bronchialdrüsentuberkulose in unserer Beobachtung, in einem 3. Fall sehen wir zuerst eine gute Resorption mit Zurückgehen der Schwellung, vor einigen Monaten trat nach einer „Grippe" wieder eine erneute, starke tumorige Schwellung der Drüsen auf und gleichzeitig eine beträchtliche Infiltrierung im benachbarten Lungengewebe. Die anderen Fälle stehen erst seit wenigen Monaten in Beobachtung. Einer wurde oben beschrieben (Fall 2). Klinisch konnte in einigen Fällen eine leichte Dämpfungszone vorn, parasternal und im Hilusgebiet nachgewiesen werden, ferner neben Bronchitis feines Knistern im Hilusgebiet bzw. vorn infraclaviculär. Das d'Espinesche Zeichen war in allen Fällen deutlich positiv. In der Anamnese finden wir häufig wiederholte „Grippen" mit längerem Fieber, wahrscheinlich bereits die Erkrankung selbst, ferner bellender Husten, in einem Falle als verschleppter Keuchhusten bezeichnet. Der Allgemeinzustand der Kinder war in etwa einem Drittel der Fälle sehr gut, in den anderen Fällen schlecht. Die 3 Kinder im 3. Schuljahr besuchten trotz ihrer Krankheit regelmäßig die Schule ohne besondere Beschwerden außer starkem Husten.

Die beobachteten Fälle von tumoriger Bronchialdrüsentuberkulose gehörten sämtlich den Paratrachealdrüsen bzw. den Broncho-Pulmonaldrüsen zu (Nomenklatur nach *Sukiennikow-Engel*). 5 mal von den 7 Fällen saß die Erkrankung rechts. Die übrigen Drüsen scheinen nicht so stark anzuschwellen, daß sie nachweisbar würden.

Ein Beispiel aus unseren Reihenuntersuchungen soll das Gesagte illustrieren:

Fall 3. Josef G., geb. 1. VI. 1918. Gesunde Eltern (nachuntersucht). Gute soziale Verhältnisse, einziges Kind.

Reihenuntersuchung am 20. V. 1925.

Masern und Keuchhusten durchgemacht, oft erkältet, voriges Jahr Polypenoperation.

Typus musk.-resp. Etwas blasses Aussehen, reichlich kl. Halsdrüsen vor und hinter dem Nicker.

Über der Lunge perk. kein Befund. Ausk.: Sehr verschärfte, rauhe Atmung. Diffus reichlich trockene und feuchte Rhonchi.

Moro sehr stark positiv.

Röntgenbefund: Links über den oberen Herzrand hinausragende, dichte tumorige Schattierung, unscharf abgegrenzt vom Lungengewebe. Bei der Durchleuchtung hinterer oberer Holzknecht ausgefüllt. Rechts fleckiger Hilus mit scharfbegrenzten Drüsenschatten.

Das Kind blieb in Dauerbeobachtung, bekam Ende 1925 ein ausgedehntes juckendes Ekzem am Stamm, das monatelang anhielt. Der Allgemeinzustand war und blieb gut, der Husten ließ nach.

1926: 8-Wochen-Kur im Kinderheim Godesberg. Sehr gut erholt.

Röntgenbefund 16. X. 1926 (nach der Kur):

Linker Hilus noch verbreitert, scharf begrenzt, fleckig, hinterer Holzknecht bei Durchleuchtung frei. Kleine spornartige Schattenbildung zum linken Mittelfeld.

Im Winter 1927 wieder viel erkältet. „Grippe". Jetzt starker, zum Teil bellender Husten, oft abendliche Temperaturen.

Letzte Untersuchung: 25. V. 1927.

Guter Allgemeinzustand. Blasses Aussehen.

Reichlich kleinere und mittlere Halsdrüsen bds. vor und hinter dem Nicker.

Über der Lunge l. v. und l. h. interscapulär Schall etwas abgeschwächt. Außerordentlich verschärfte Atmung, l. h. im Hilus etwas leiser. Reichlich feuchte Rhonchi über der ganzen Lunge, besonders über den Unterlappen.

Röntgenbefund: Links dichter, homogener, weicher Schatten vom Hilus zur Peripherie. Rechts fleckiger, scharfbegrenzter Hilus.

Epikrise: Nicht belasteter Junge. Bei der ersten Reihenuntersuchung *sek. tbc. tumorige Bronchialdrüsentuberkulose* (broncho-pulmonale Drüsen) mit geringer perihilärer Infiltrierung. Resorption der intraglandulären Infiltrierung. Kleine periadenitische Schwiele. Durch Superinfektion oder nach Grippe neue Infiltrierung l. Ein Beweis, daß die bei den weiteren Untersuchungen als nicht mehr geschwollen gefundenen Bronchialdrüsen doch noch labil krank waren (vgl. später!).

Die tumorige Bronchialdrüsentuberkulose ist die charakteristischste Form der Hilusdrüsentuberkulose. Sie ist aber in ihrer ausgesprochenen Form doch relativ selten und umfaßt sicherlich lange nicht alle Bronchialdrüsentuberkulosen, die aktiv sind und von denen jederzeit neue Exacerbationen ausgehen können. Aus unseren angeführten Beispielen geht das zum Teil bereits hervor (Fall 3). Die tumorige Form der Bronchialdrüsentuberkulose stellt gewissermaßen den höchsten Grad einer Entwicklung dar. Von hier finden wir alle Übergänge bis zu jenen Formen, die ebenso gering geschwollen sind, daß sie dem röntgenologischen Nachweis entgehen. Diese Formen der *nichttumorigen Bronchialdrüsentuberkulose*, die jederzeit wieder Veranlassung zu tbc. Schüben geben können, abzugrenzen von den tbc. Bronchialdrüsenprozessen im pathologisch-anatomischen Sinne, die naturgemäß ungleich häufiger sind — wenn wir wissen, daß der Primärherd fast immer in der Lunge sitzt und immer von Drüsenerkrankungen begleitet ist, wenn ferner *Huebschmann* z. B. behauptet, daß auch in verkalkten Primärherden lebende Tuberkelbacillen vorhanden sind, die keineswegs abgekapselt sind, so könnten wir ja fast in allen Fällen von positiver Tuberkulinreaktion mit gewisser Berechtigung einen tbc. Bronchialdrüsenprozeß diagnostizieren, und es wären die kritiklosen Vieldiagnostizierer in etwas rehabilitiert, die lediglich aus dem positiven Moro oder auch ohne einen solchen aus bestimmten subjektiven Symptomen, die sie nicht analysieren können, eine Lungendrüsentuberkulose feststellen und dann mit glänzendem Erfolg therapieren —, diese aktiven Bronchialdrüsentuberkulosen, aktiv im klinischen Sinne, abgrenzen und diagnostizieren, das kann doch schließlich nur unsere Aufgabe sein. Und die Diagnose dieser Bronchialdrüsentuberkulosen, also der nichttumorigen oder nur gering tumorigen, ist tatsächlich nur dann möglich, wenn wir durch systematische Reihenuntersuchungen und Nachuntersuchungen ein Bild gewinnen von dem Ablauf des tuberkulösen Geschehens im Organismus. Dadurch, daß wir dann die sek. Schübe, die extrapulmonalen und die pulmonalen, nachweisen können, daß wir durch eine terminmäßige Röntgenkontrolle die Vorgänge im Hilusgebiet studieren können: die Infiltrierungen und ihre Reste, die Indurierungen, die Schwielen, die Interlobärschwarten usw., daß wir vielleicht eine tumorige Schwellung vorher beobachten, wo jetzt nichts mehr nachzuweisen ist, dadurch allein ist es uns möglich, mit Berechtigung eine labile *nichttumorige Bronchialdrüsentuberkulose* zu diagnostizieren, nie aber durch *eine* Untersuchung und *eine* Durchleuchtung. Diese Diagnose können wir dann mit Berechtigung eine gewisse Zeit lang aufrechterhalten und erst, wenn nach einer längeren Zeit (1—2 Jahre, vielleicht noch länger) keine weiteren Schübe mehr aufgetreten sind, können wir von einer abgeheilten oder sagen wir latenten Bronchialdrüsentuberkulose sprechen. Ich möchte noch einmal auf den Fall 3 aufmerksam machen, der das Gesagte treffend illustriert. Wäre z. B. der Junge nur im Herbst 1926 untersucht worden, so hätte man nie aus dem Hilusbefund eine aktive Bronchialdrüsentuberkulose diagnostizieren können, wie wir es auf Grund der vorausgegangenen Beobachtungen tun konnten. Nur der kleine Sporn zum Mittelfeld hätte ihn etwas stutzig machen müssen. Die Diagnose der nichttumorigen Form der Bronchialdrüsentuberkulose — und sie ist nichts grundsätzlich anderes als die tumorige Form — gründet sich also lediglich auf Indizien. Sie gelingt keineswegs immer. Der einzige Fall aus unseren Reihenuntersuchungen, der bis heute gestorben ist, war nicht als aktive Tbc. diagnostiziert, weil außer einem positiven Moro keinerlei klinische Erscheinungen und kein Röntgenbefund vorhanden war. Der sehr kräftige, stets gesunde, nicht belastete Junge starb

6 Monate etwa nach der ersten Reihenuntersuchung, vor der 2. Kontrolle an Meningitis tbc. In diesem Zusammenhang möchte ich hervorheben, daß gefährliche Schübe ebensowohl bei tumorigen als bei nichttumorigen Formen der Bronchialdrüsentuberkulose auftreten können, was ebenfalls beweist, daß es sich bei den 2 Formen um dasselbe Krankheitsbild handelt.

Zahlen über die Häufigkeit der nichttumorigen Bronchialdrüsentuberkulose vermag ich nicht anzugeben, da der Befund bei den Querschnittsuntersuchungen gerade hierin absolut falsche Bilder geben müßte. Erst bei der 2. horizontalen Reihenuntersuchung, beim 2. Querschnitt, können wir auf Grund in der Zwischenzeit beobachteter Vorgänge usw., auch aus dem evtl. Röntgenbefund, mit einer größeren Wahrscheinlichkeit richtige Zahlen angeben. So fanden wir bei den Kindern mit 8 Jahren 6 mal indurierende Prozesse aus abgeheilten Infiltrierungen, die bei der ersten Untersuchung noch nicht bestanden, 3 mal intrapulmonale Metastasen und Ausstreuungen, 2 mal extrapulmonale Ausstreuungen, die zwischen den beiden Untersuchungen aufgetreten waren, und 1 mal eine rückgebildete, vor Jahresfrist noch tumorige Bronchialdrüsentuberkulose, so daß wir unter insgesamt 167 moropositiven Kindern 12 labile nichttumorige Bronchialdrüsentuberkulosen diagnostiziert haben. Diese Zahl ist wahrscheinlich zu niedrig, da uns selbstverständlich auch bei noch so häufiger Nachuntersuchung manche restlos ausheilende Exacerbation entgangen ist.

Ich habe bereits wiederholt Gelegenheit gehabt, auf das Vorkommen der perifokalen Entzündungsprozesse, die wir ja auch aus dem primären Stadium her kennen, hinzuweisen. Wir haben solche perifokale, entzündliche Ödeme im sek. Stadium kennengelernt als intraglanduläre Infiltrierung, als periglanduläre, perihiläre Infiltrierung, beides Formen, die sowohl bei der tumorigen Bronchialdrüsentuberkulose vorkommen, und für einen Teil der Fälle das Wesentliche ausmachen, als auch bei der nichttumorigen Form, deren Diagnose z. B. die perihiläre Infiltrierung, die als periglandulär aufzufassen ist, gestattet. Auch den Ausgang mancher perihilärer Infiltrierungen in die Form der schwieligen Periadenitis haben wir bereits erwähnt. Noch einmal sei erwähnt, daß gerade der röntgenologische Nachweis dieser Ausgänge, der im allgemeinen gelingt — Verziehungen des Mediastinums (adhäsive Mediastinitis), Spornbildung (verdickte Septen) —, für die Deutung und Beurteilung der Vorgänge im Hilusgebiet von großer Bedeutung ist. Das entzündliche Ödem: die Infiltrierung ist gerade im sek. Stadium der Tuberkulose von der allergrößten Bedeutung. Es ist das große Verdienst besonders *Redekers*, in diese wichtige, umstrittene Frage Klarheit gebracht zu haben. Der Begriff der Infiltrierung, die Bedenken gegen diese Bezeichnung und das pathologisch-anatomische Substrat der Erscheinung wurde bereits bei der Besprechung der Primärinfiltrierung abgehandelt. Das Krankheitsbild der Infiltrierung ist besonders für seine größeren Formen schon lange bekannt; es wurde von den verschiedenen Autoren unter verschiedenen Namen beschrieben. Erwähnt sei nur die Hiluspneumonie von *Simon*, die Slukasche Hiluspneumonie, die Epituberkulose von *Eliasberg* und *Neuland*, die Paratuberkulose von *Engel*. Unter der Bezeichnung Infiltrierung faßt *Redeker* alle diese Prozesse zusammen von ihrer geringsten Ausdehnung als perihiläre Infiltrierung bis zur größten Ausdehnung über einen oder sogar mehrere Lungenlappen. Tatsächlich sind es ja auch nur graduelle Verschiedenheiten desselben Prozesses, bedingt durch die verschieden starke Toxinwirkung. Sicherlich zeigt uns jede Infiltrierung einen Höhepunkt im Kampfe des kindlichen Organismus mit den Tuberkelbacillen an und ist als solche oft Wendepunkt. Darauf mit Entschiedenheit hingewiesen zu haben, ist *Redeckers* Verdienst. Ohne allen Gedankengängen *Redeckers*, die mir zum Teil noch recht unbewiesen erscheinen, folgen zu müssen, können wir doch als Fürsorgeärzte nicht umhin, gerade diesen Prozessen die allergrößte Beachtung zu schenken, besonders wenn wir in den Superinfektionen, wie es *Redecker* tut, eine, vielleicht die häufigste Entstehungsursache der Infiltrierungen sehen müssen. Tatsächlich sprechen doch auch die von *Redecker* mitgeteilten Fälle und eigene Beobachtungen eine zu beredte Sprache, die wir hören müssen. Wir dürfen — ich habe es schon angedeutet — nicht warten, bis der Streit, ob nun tatsächlich diese Infiltrierungen als spezifisch oder unspezifisch zu gelten haben, von den Pathologen entschieden ist. Wir haben uns an die soundso oft bestätigte Beobachtung zu halten, daß derartige Infiltrierungen oft genug Wendepunkte im Verlauf des tuberkulösen Geschehens darstellen und unter allen Umständen rascher Behandlung und fortgesetzter Beobachtung bedürfen. Sehr oft indizieren auch derartige Infiltrierungen sofortige sozialhygienische Maßnahmen: Entfernung aus der Gefahrenzone oder Verstopfung der Quelle, die nicht selten erst auf diesem indirekten Weg vom Infizierten zum Infizierenden gefunden wird. Noch etwas scheint mir aus den *Redecker*schen Ausführungen von großer Bedeutung für uns Fürsorgeärzte zu sein. Das ist die Hervorhebung der Tatsache, daß nur wir Fürsorgeärzte berufen sein können, das Stadium dieser Infiltrierungen weiterzuführen. Die Klinik, das Krankenhaus, wird relativ selten derartige Krankheitsbilder sehen, weil der Allgemeinzustand der Kinder mit derartigen Prozessen selten so gestört ist, daß Krankenhausbehandlung aufgesucht wird. Wenn etwas systematische Reihenuntersuchungen und terminmäßige Nachuntersuchungen rechtfertigt, dann sind es diese Infiltrierungen, die eigentlich nur auf diesem Wege nicht bloß Zufallsbefunde bleiben können. Nach mehreren, eigenen Beobachtungen der letzten Zeit und nach den Mitteilungen von anderer Seite (*Lydtin* in Düsseldorf auf der Tuberkulosetagung 1926) scheinen derartige Infiltrierungen nicht bloß im Kindesalter von Bedeutung zu sein. Vielleicht kommen wir durch ihr Studium dazu, mit etwas größerer Klarheit zu sehen, welche Bedeutung sek. tbc. Schübe bei Erwachsenen haben, ob nicht solche Schübe die Ursachen mancher periodischer Beschwerden bei Erwachsenen, latent Tuberkulösen, sind, ob nicht derartige Infiltrierungen auch bei der Erwachsenentuberkulose Wendepunkte darstellen. Die Bedeutung der Infiltrierungen für das Phthiseogeneseproblem ist noch nicht entschieden. Ob Beziehungen zwischen den Infiltrierungen und den Frühinfiltraten von *Assmann* und *Redecker*, denen ja besonders *Redecker* eine sehr große Bedeutung für das Entstehen der Schwindsucht beilegt, bestehen, ob Zusammenhänge zwischen den Ausgängen der Infiltrierungen, die ja oft der cirrhotisch produktiven Tuberkulose im Röntgenbild ähnlich sind wie ein Ei dem andern, und der tertiären Tuberkulose vorhanden sind, das sind Fragen, die noch zu klären sind, deren Stellung aber ohne weiteres die Bedeutung des Studiums der Infiltrierungen dokumentiert. Ich möchte in diesem Zusammenhange hinweisen auf jene immer wieder zur Beobachtung kommenden Tuberkuloseformen, die bei der ersten Untersuchung nach dem klinischen und röntgenologischen Befunde den exsudativen Tuberkulosen zugeteilt werden und bei denen deshalb die Prognose sehr vorsichtig gestellt wird, bei denen aber nach wenigen Monaten der Charakter sich wesentlich zu ändern pflegt, so daß man über den Erfolg einer evtl. eingeleiteten Therapie außerordentlich überrascht und befriedigt ist. Sollte es sich bei diesen Formen nicht auch oft um solche sek. tbc. Infiltrierungen handeln? An der Erforschung und Klärung all dieser Fragen mitzuarbeiten, ist eine ganz große Aufgabe der Fürsorgestellen, da ja auch naturgemäß die Lösung dieser Fragen für die Bekämpfung der Tuberkulose von der größten Bedeutung ist. Die Aufgabe der Fürsorgestellen darf sich nicht darin erschöpfen, den überweisenden Ärzten die Diagnose zu vermitteln, die tuberkulösen Kranken terminmäßig alle 3 oder 6 Monate nachzuuntersuchen und den Verlauf der *Schwindsucht* aktenmäßig festzuhalten, die Angehörigen einmal nach der Meldung zu überprüfen, Kuren zu vermitteln, Ernährungsbeihilfen aufzuschreiben, und so gut es geht, Ansteckungsprophylaxe zu treiben, die Fürsorgestelle muß mit eigener Initiative wirkliche Frühdiagnosen stellen, sie muß die Fälle erfassen, die klinisch oft noch gar keine Erscheinungen machen und deren subjektive Beschwerden sehr gering und uncharakteristisch sind, so daß es dem Praktiker meist gar nicht gelingen kann, eine richtige Diagnose zu stellen: kurz, sie muß das „Erfassungsproblem" wahrscheinlich grundsätzlich etwas anders anfassen, als sie es jetzt meist zu tun pflegt. Eine wichtige Gruppe der „Frühfälle", deren frühe Diagnose von der allergrößten Bedeutung ist, für das einzelne Individuum sowohl wie auch im Sinne der Seuchenbekämpfung, stellen die Frühinfiltrate von *Assmann* und *Redecker* dar, auf die ich vorhin schon kurz hingewiesen habe. Ohne die Redeckersche Ansicht, daß die Lehre von dem Beginn der Schwindsucht in den Spitzen eine Irrlehre sei, zu teilen, weil der Beweis dafür noch keineswegs erbracht erscheint und man meines Erachtens derartige einschneidende Hypothesen, die auch praktisch von der allergrößten Bedeutung sein müssen, nicht bloß auf Grund theoretischer Spekulationen aufstellen darf, bin doch auch ich der Ansicht, daß die Fürsorgestellen nicht an den neuen Ergebnissen vorbeigehen dürfen. Ihnen obliegt meines Erachtens die Prüfung der Redeckerschen Gedanken in erster Linie, und sie haben, falls sich die Anschauungen von *Redecker* als richtig erweisen, unbedingt die Folgerungen daraus zu ziehen.

Die kurz skizzierten Gedankengänge beweisen, welch große Bedeutung den Infiltrierungen beizumessen ist. Die Infiltrierungen sind nun keineswegs seltene Vorkommnisse. Sie finden sich besonders häufig bei den frühinfizierten Kleinkindern — und gerade die frühinfizierten Kinder haben doch nach vielen Statistiken eine besonders große Chance, später an Tuberkulose zugrunde zu gehen, denn nur so ist doch wohl die frühere Sterblichkeitswahrscheinlichkeit der Kinder aus tuberkulösen Familien zu erklären, wie es insbesondere auch aus der Arbeit von *Weinberg* hervorgeht—, sie finden sich aber auch im frühen Schulalter, auf das sich meine Untersuchungen bis jetzt erstrecken, nicht selten. Sie finden sich, davon haben mich, wie schon erwähnt, erst in letzter Zeit einige Fälle überzeugt, die ich anders nach ihrem klinischen und röntgenologischen Befund nicht deuten kann, auch im Erwachsenenalter. *Redecker* errechnet aus seinem ausgezeichnet durchuntersuchten und beobachteten Mülheimer Material, daß im Laufe der Kindheit vom 3.—14. Jahre etwa 8,8% einmal einen tuberkulösen Erkrankungsschub mitmachen. Wir selbst kommen zu folgenden Zahlen: Von den 6jährigen (1677 Kinder) hatten am Untersuchungstag 16 eine akute Infiltrierung und 18 Reste einer solchen, es haben also 34 Kinder bereits zu dieser Zeit nachweislich einen akuten Krankheitsschub hinter sich, das sind von der Gesamtzahl der Kinder 2%, von den moropositiven Kindern 6,7%. Bei den bereits 2mal in horizontaler Reihe untersuchten Kindern (den 8jährigen) — 374 Kinder — finden wir eine aktive Infiltrierung 1mal, Reste einer durchgemachten Infiltrierung 10mal und außerdem konnten wir in 2 Fällen zwischen den beiden Reihenuntersuchungen akute Infiltrierungen sehen, die bei der 2. Untersuchung keinen Befund mehr boten. Von 374 Kindern mit 8 Jahren haben also 13 Kinder einen beobachteten, entzündlichen, tbc. Erkrankungsschub mitgemacht, das ist 3,5%, von den Moropositiven 7,8%. Unsere kleineren Zahlen erklären sich wohl daraus, daß *Redecker* bereits vom 3. Jahre an seinen Röntgenkataster anlegen konnte und wir erst vom 6. Jahre. Und gerade im Kleinkindesalter ist auch nach unseren Beobachtungen das Auftreten von Infiltrierungen recht häufig. Wir verhehlen selbstverständlich nicht, daß unsere Reihenuntersuchungen, wie wir sie hier seit 1924 begonnen haben, noch nicht restlos den Anforderungen entsprechen, die wir stellen müssen. Unser Bestreben wird sein müssen, durch Einspannen der Säuglingsfürsorgestellen, der Kleinkinderfürsorgestellen, der Kinderhorte und Kindergärten in unser System allmählich auch in dieser Richtung auszubauen. Selbstverständlich haben auch wir eine große Zahl von Säuglingen und Kleinkindern in Beobachtung, aber eben nicht reihenmäßig, so daß Vergleichszahlen nicht gegeben werden können. Ich halte es, offen gesagt, nach meinen Erfahrungen für ausgeschlossen, daß wir zu so abgeschlossenen Beobachtungsergebnissen kommen können wie *Redecker* in seinem kleinen Bezirk, bestehend in der Hauptsache aus Thyssen-Angestellten und -Arbeitern, die er selbstverständlich als Werksarzt ganz anders in Kontrolle halten konnte.

Ich habe bereits eingangs erwähnt, daß man die Infiltrierungen klinisch und röntgenologisch einteilt in große, über einen oder mehrere Lappen sich erstreckende, in mittlere und kleinere. Letztere und die mittleren Infiltrierungen werden klinisch wohl kaum diagnostiziert, dagegen gelingt die Diagnose der großen meist. Sie imponieren als Pneumonien und werden meist, da sich eine Lösung verzögert, als chronische Pneumonien bezeichnet. Ich bin überzeugt, daß manche „Grippepneumonie" bei kleinen Kindern nichts anderes darstellt als eine solche Infiltrierung. Was allerdings den Arzt stutzig machen müßte, das ist der meist gute Allgemeinzustand, der auch zu Beginn der Erkrankung, die nach vielen Beobachtungen auch mit Fieberbewegungen einhergehen kann, nie dem immerhin schweren Krankheitsbilde einer Pneumonie entspricht. Alle unsere Fälle waren bei der Untersuchung fieberfrei. Auf die übrigen differentialdiagnostischen Mittel: Blutkörperchensenkungsgeschwindigkeit, Blutbild, will ich nicht eingehen, weil derartige Untersuchungen im Rahmen der Lungenfürsorgestelle in größerer Ausdehnung nicht vorgenommen werden können. Dazu gehört eine Tuberkulosestation, angegliedert an die Fürsorgestelle.

Die großen Infiltrierungen scheinen nicht sehr häufig zu sein. Wir fanden unter unseren Reihenuntersuchungen nur 1mal eine große Infiltrierung, die als Primärinfiltrierung unter Fall 1 beschrieben ist. Bei Kleinkindern außerhalb unseren Reihenuntersuchungen sahen wir sie einigemal. Die mittleren Formen, die dem klassischen Bilde der Sluka-Pneumonie, der Epituberkulose *Eliasbergs* am reinsten entsprechen, sind häufiger. Sie sind röntgenologisch ausgezeichnet durch ihre oft dreieckige Form, allerdings ist die Spitze oft recht abgestumpft, sie sitzen mit der Basis dem Hilus auf und erstrecken sich verjüngend nicht selten bis zur Peripherie. Ihre Rückbildung geht meist in der Weise vor sich, daß der Prozeß sich immer mehr auf den Hilus zurückzieht, nicht selten bleibt eine Interlobärschwarte oder auch nur Lamelle zurück. Darauf werde ich nachher noch näher einzugehen haben. Von unseren Infiltrierungen gehören 8 diesen mittleren Formen an. Der Rest wird gestellt von den kleinen Formen: den perihilären Infiltrierungen, die sich röntgenologisch mehr weniger deutlich dokumentieren als unscharfe Hilusbegrenzung, wolkige Schattenbildung in der Umgebung des Hilus, unscharfer Herzrand, wenn es sich um einen pulmonalen Fokus handelt, um kleinere wolkige Schattenfleckungen im Lungengewebe. Oft kann man sie mit Sicherheit erst erkennen aus ihrem Ausgange, der periadenitischen Schwiele, auf die ich bereits wiederholt hingewiesen habe. Was den Ausgangsherd der Infiltrierung darstellt, d. h. wo der Fokus sitzt, ist oft erst nach Resorption der Infiltrierung zu sagen. Einen sicheren, pulmonalen Fokus habe ich unter unseren Fällen nicht gefunden, immer lag offenbar der Fokus in der Hilusgegend, wohl in einer Bronchialdrüse oder in einem ganz hilusnahen Lungenherd. Man kann allerdings frische Primärherde und auch größere frische Metastasen unter Infiltrierungen mit pulmonalem Fokus rubrifizieren, wodurch naturgemäß die Zahl steigen würde. Doch halte ich das nicht für richtig, es sei denn, daß es sich um größere Ausdehnung dieser Prozesse handelt.

Was den Sitz dieser Infiltrierungen bzw. ihrer Ausgänge betrifft, so saßen rechts 67,6%, links 32,4%. Im Mittelgeschoß saßen 67,7%, im Obergeschoß 24,3%, im Untergeschoß nur 8%. Die starke Bevorzugung der rechten Seite und besonders wieder der mittleren Teile ist auch hier wieder wie bei den Primärherden charakteristisch. Sie beweist in ihrer Bevorzugung des Mittelfeldes wohl auch die meist vom Hilus ausgehende Reiznoxe.

Ich habe schon erwähnt, daß die Kinder mit diesen Infiltrierungen im allgemeinen sich nicht in schlechtem Allgemeinzustand befinden. Sicherlich würde man, wollte man nur die Schwächlinge und Bläßlinge aus den Schuluntersuchungen zur Lungenfürsorgestelle zur Untersuchung schicken, nur wenig Infiltrierungen sehen. Der große Teil unserer Kinder mit derartigen Prozessen befand sich im Allgemeinzustand II = mittelgut. Einige der Kinder sahen sogar blühend aus und waren über den Durchschnitt entwickelt und genährt. Wenn wir alle Kinder mit beobachteten tuberkulösen, aktiven Prozessen: tumorigen Bronchialdrüsentuberkulosen, labilen, nichttumorigen Bronchialdrüsentuberkulosen, mit extrapulmonalen Schüben, mit frischen Primärherden, sek. tbc. Prozessen auf der Lunge, zusammennehmen, so finden wir, daß von diesen Kindern nur 32% in schlechtem Allgemeinzustand sich befanden. Von der Gesamtzahl der untersuchten Kinder befinden sich 21,6% im Allgemeinzustand III; es findet sich also unter den aktiv tuberkulösen Kindern ein etwas höherer Prozentsatz in schlechtem Allgemeinzustand als unter der Gesamtzahl der Kinder. Dasselbe Verhältnis sahen wir früher bei den Tuberkulinreaktionen.

Von den Kindern mit akuten Infiltrierungen im Augenblick der Untersuchung waren 70% exponiert, d. h. wir konnten in 70% eine fließende Infektionsquelle nachweisen, was sicherlich für die Bedeutung der Superinfektionen für das Auftreten der Infiltrierungen im Redeckerschen Sinne spricht. Bei 5 Kindern mußten wir die Quelle extrafamiliär suchen und konnten sie in 3 Fällen finden: einmal der Flurnachbar, einmal eine befreundete Frau, einmal ein Zimmergenosse. In einem Falle konnten wir sehen, daß die Infiltrierung auftrat, als der bis dahin arbeitsfähige und viel außerhalb der Familie weilende Vater arbeitsunfähig und schließlich bettlägerig wurde (vgl. dazu die Beispiele *Redeckers*). Wiederholt fanden wir, daß das Kind kurz vor der Untersuchung, bei der eine Infiltrierung festgestellt wurde, eine Grippe mitgemacht haben soll. Ob es sich dabei immer um eine wirkliche katarrhalische Grippe gehandelt hat, die, wie ich früher bereits in einigen Arbeiten ausführen konnte (Klin. der Tuberkulose Bd. 43, Berl. klin. Wochenschrift 1920, S. 951), für das Aktivwerden der Bronchialdrüsentuberkulose von der größten Bedeutung ist, oder aber ob die sog. Grippe nicht bereits die Erkrankung selbst darstellte, ist im einzelnen Falle schwer zu sagen. Einmal gingen der Infiltrierung Masern unmittelbar voraus.

Bei den Kindern mit Infiltrierungen bzw. mit nachgewiesenen Ausgängen solcher Infiltrierungen fanden wir relativ häufig exsudative Erscheinungen im klinischen Bilde oder in der Anamnese, relativ häufig besonders Urticaria und juckende Ekzeme. Im ganzen zeigte etwa die Hälfte der Kinder exsudative Erscheinungen (mittelstarke nach der Redeckerschen Einteilung). Es scheinen also Kinder mit exsudativer Diathese besonders für derartige entzündliche Prozesse nach tuberkulöser Infektion zu neigen (vgl. das Problem Skrofulose und exsudative Diathese!). Extrapulmonale Ausstreuungen konnten wir bei den Kindern mit Infiltrierungen relativ häufig finden: 3 mal Phlyktänen, 1 mal Keratitis ekzem. rezidivierend, 2 mal Maculae corneae als Ausgänge dieser Erkrankung, 1 mal fistelnde Halsdrüsentuberkulose, 2 mal abgeheilte Coxitis und 1 mal ulceröse, abgeheilte Hauttuberkulose. Ebenso fanden wir häufig lymphatische Erscheinungen: große Mandeln, Vieldrüsigkeit, Adenoide usf. (Vgl. zu diesen Bemerkungen die Ausführungen von *Lydtin* aus der Rombergschen Klinik über perifokale Reaktionen bei tuberkulösen Erwachsenen und die Arbeiten über Frühinfiltrate, worin auch darauf hingewiesen wird, daß sich häufig mit diesen Krankheitsbildern vergesellschaftet Lymphatismus und extrapulmonale Tuberkulose findet!)

Gegenüber dem evtl. Einwand, daß es sich bei manchen Infiltrierungen um nichtspezifische, andersartige Erkrankungen gehandelt haben könnte, möchte ich erwähnen, daß in keinem einzigen unserer Fälle der Moro negativ, im Gegenteil durchweg sehr stark positiv war und daß wir keine derartigen Röntgenbefunde bei anergischen Kindern gefunden haben.

Ich habe bereits ganz kurz auf die große Bedeutung der Interlobärschwarte für den Nachweis überstandener Infiltrierungen hingewiesen. *Simon-Redecker* bezeichnen in ihrem Lehrbuch die Interlobärpleuritis geradezu als typisch für alle perifokalen Infiltrierungen und damit die Interlobärschwarte oder Interlobärlamelle als beweisend für überstandene Infiltrierungen. Auch wir konnten bei unserem Untersuchungsmaterial derartige röntgenologische Veränderungen relativ häufig finden. In keinem einzigen Fall mit Veränderungen, die wir als Interlobär-schwarten oder Lamellen deuteten, war der Moro negativ. Es scheint also tatsächlich so, daß wenigstens in diesem Alter die Interlobärpleuritis und ihre Ausgänge bewei-send seien für Tuberkulose, und zwar für Infiltrierungen bzw. überstandene Infil-trierungen. Auch *Eisler*, der ja diese Bilder eingehend beschrieben hat, ist dieser An-sicht. Wenn *Saupe* dagegen für das Säuglings- und allerfrüheste Kindesalter autop-tisch Tuberkulose nur ganz selten findet, wenn röntgenologisch eine Interlobär-schwarte nachgewiesen war, so scheint das daran zu liegen, daß er eben nur das aller-früheste Kindesalter berücksichtigt und daß Interlobärschwarten nichttuberku-löser Genese wieder resorbiert werden, während die tbc. Interlobärschwarte sich nicht oder nur langsam und schwer rückbildet, wie es z. B. auch *Duken* annimmt. Der röntgenologische Befund ist verschieden, wechselnd von haarfeinen Lamellen, oft nur für Augenblicke aufblitzend bei Drehungen des Patienten oder bei Schirm- und Röhrenbewegungen, bis zu derben, mehr weniger breiten Bandschatten. Oft reicht die Schwarte nur wie ein Sporn ins Mittelfeld, oft ist sie bis zur Peripherie zu verfolgen, oft kontinuierlich, oft unterbrochen, oft ist nur ein Stückchen isoliert im Lungenfeld sichtbar. Selbstverständlich muß die röntgenologische Verände-rung, die wir als Schwarte deuten, der anatomischen Lage der Interlobarien ent-sprechen. Ähnliche Veränderungen können naturgemäß auch Verdickungen der Interalveolarsepten verursachen, wie wir es bei Besprechung der schwieligen Periadenitis bereits gesehen haben. Wir fanden bei unseren Reihenuntersuchun-gen einwandfreie Ausgänge von Interlobärpleuritis bei den 6jährigen 14mal, bei den in viel geringerer Zahl untersuchten Kindern im 8. Lebensjahre 7mal. Die bei den 6jährigen Kindern beobachteten Interlobärschwarten und La-mellen konnte ich in allen Fällen auch nach 2 Jahren noch nachweisen, eben-so bei sonstwie in Beobachtung stehenden Kindern, in vielen Fällen schon seit 4 und mehr Jahren.

Im Gegensatz zu der häufigen Beteiligung der Pleura interlobaris an den tbc. entzündlichen Prozessen des primären und sekundären Stadiums der Tuberkulose ist die übrige Pleura bei unseren Reihenuntersuchungen, soweit ich feststellen konnte, nur relativ selten beteiligt. Ich verfüge aus unseren Reihenuntersuchun-gen nur über 2 Fälle mit einer Pleuritis exsudativa, die in dem einen Falle mit schwerem Primärstadium und wiederholten sek. tbc. Schüben (extrapulmonale und pulmonale) zu einer Schwarte geführt hat. Bei dem anderen Fall handelt es sich um ein nicht belastetes Kind, das bei der ersten Reihenuntersuchung 1924 außer einem positiven Moro weder klinische noch röntgenologische Verände-rungen zeigte. Später nach einer „Grippe" entwickelte sich eine deutliche peri-hiläre Infiltrierung, an die sich etwa 5 Monate später eine Pleuritis exsudativa anschloß mit relativ geringem Randexsudat, das dann mit deutlicher Zipfelbildung am Zwerchfell ausheilte.

Der Ausgang der Infiltrierungen des sekundären Stadiums ist wie der im pri-mären Stadium meist die Resorption. Oft bleibt aber eine mehr weniger deutliche Interlobärschwarte oder Lamelle zurück, oft nur ein Sporn, der dreieckig mit seiner Spitze ins Lungengewebe hineinreicht. Nach längerem Bestand — ich habe aber auch Infiltrierungen nach jahrelanger Dauer noch ausheilen sehen ohne irgend-welche röntgenologische Veränderungen — bildet sich meist das aus, was *Redecker* und *Simon* sehr treffend als „Schlachtfeld" bezeichnen: es bleiben streifige Züge im Lungengewebe, entstanden aus Verdickungen interalveolärer Septen, mehr weniger harte Fleckungen, es bleiben reiserartige Verästelungen nach oben und zum Mittelfeld (Stürtzsche Stränge), auch das Bild der typischen Schmetterlingsfigur gehört wohl hierher. Klinisch bleibt oft ein hartnäckiger, isolierter Katarrh lange Zeit bestehen, für den wohl bronchiektatische Veränderungen, kleinere Atelektasen und chronische Reizzustände an der Bronchialschleimhaut im indurierten Felde verantwortlich zu machen sind. Einigemal, aber nicht sehr oft, hörten wir auch das von *Bossert* beschriebene „Maschinengewehrknattern". Isolierte, hartnäckige Katarrhe auf der Lunge, besonders auch in der Hilusgegend sind immer verdächtig auf derartige Veränderungen. Indurierungsfelder von größerer Ausdehnung sind röntgenologisch, wenn man nicht ihre Genese kennt, nicht zu unterscheiden von cirrhotisch-produktiven Prozessen der tertiären Lungentuberkulose. Es wird eine Aufgabe fortgesetzter Reihenbeobachtungen sein müssen, zu prüfen, ob ein direkter Übergang zwischen derartigen Indurierungen nach Infiltrierungen des sek. Stadiums und der tertiären Tuberkulose vorkommt. Manches spricht dafür, daß derartige Schlachtfelder prädisponiert sind für das Angehen von endogenen Metastasen oder exogenen Neuinfektionen. So fanden wir relativ häufig in diesen Feldern auch Ausstreuungsherde (vgl. dazu auch *Redecker-Simon*, S. 204). Aus unseren Reihenuntersuchungen verfügen wir über einen ganz typischen Fall, den ich kurz mitteilen möchte.

Fall 4. Kind G. Bei der 1. Untersuchung des nicht belasteten, kräftigen Kindes im Mai 1924 anläßlich der Reihenuntersuchung bei der Einschulung (Alter 5 Jahre 11 Monate) fanden wir klinisch nichts Besonderes, röntgenologisch aber im linken Mittelfeld und im linken Hilus harte Herde (Primärkomplex). Der Moro war stark positiv. Bei der 1. Nachuntersuchung nach 9 Monaten wurde eine typische perihiläre, kleine Infiltrierung links festgestellt (unscharfe Begrenzung des Herzrandes, verbreiterter, weichfleckiger Hilus links mit einem harten Herd wie früher). Nach 4 Monaten konnten wir im linken Mittelfeld eine streifige Zeichnung notieren mit mehreren unscharfen, ziemlich weichen Fleckchen von Erbsengröße. Ferner den harten Primärkomplex unverändert. Bei der letzten Untersuchung sind röntgenologisch im linken Mittelfeld 5—6 harte, erbsengroße Herde nachweisbar, im Hilus ein harter gröberer Herd, ferner vermehrte Streifung zum linken Mittelfeld. Der klinische Befund war stets negativ, das Allgemeinbefinden gut, nur etwas anfällig gegen Erkältungen.

Epikrise: Bei einem 6 jährigen Kinde findet sich bei der Reihenuntersuchung ein harter Primärkomplex. Die Bronchialdrüsentuberkulose war noch labil, wie aus der nach 9 Monaten beobachteten Infiltrierung hervorgeht. Es bildete sich ein Indurierungsfeld l. aus, in das später eine Ausstreuung von einigen pulmonalen Metastasen erfolgte, die mittlerweile hart geworden sind.

Ob und inwieweit sich Indurierungsfelder im Laufe der Zeit zurückbilden können, darüber sind noch weitere Beobachtungen notwendig. Ich möchte aber nach meinen Erfahrungen bei den Reihenuntersuchungen und aus anderen Beobachtungen annehmen, daß eine weitgehende Rückbildung in vielen Fällen eintritt, ich habe wenigstens wiederholt Fälle gesehen, bei denen vorher notierte Prozesse später nicht mehr oder nur gering gesehen werden konnten. Es spielt natürlich auch hier die Volumenänderung der Lunge eine Rolle und die dadurch bedingte Erschwerung des röntgenologischen Nachweises derartiger Veränderungen. Sicherlich aber sind Indurierungsfelder höheren Grades meist über Jahre hinaus nachweisbar.

Der ungünstigste Ausgang der Infiltrierungen ist die Einbeziehung des Infiltrates in eine eintretende Verkäsung des Fokus. Es entwickelt sich in diesen Fällen bei den Sekundärinfiltrierungen das Bild der käsigen Phthise des sek. Stadiums. Diesen günstigen Ausgang haben wir bis jetzt bei unseren Reihenuntersuchungen noch nicht beobachten müssen.

Zu dem Kapitel Infiltrierungen im Sekundärstadium einige kurze Beispiele aus unseren Reihenuntersuchungen:

Fall 5. F. Andreas, geb. 7. VII. 1921.
Mutter war früher in Heilstätte, hat eine cirrhotische Oberlappentuberkulose. Soziale Verhältnisse durch Arbeitslosigkeit gefährdet.
Das Kind war nie krank außer Diphtherie. In letzter Zeit etwas Husten.
Reihenuntersuchung: 15. III. 1927.
Kräftiger Junge (Allgemeinzustand I), Typus muscularis, reichlich kleinere Halsdrüsen vor und hinter dem Nicker, Adenoide, große Mandeln.
Lungenbefund klinisch o. B. Kein Katarrh.
Röntgenbefund: Links fleckiger Hilus mit scharfbegrenzten harten Herden. Rechts dem Hilus aufsitzender, breiter, weicher Schatten, fast bis zur Peripherie sich verjüngend erstreckend.
Moro stark positiv.
Auf Wunsch der Mutter vorerst zu Hause gelassen mit strengen Anweisungen für Mutter und Kind.
Nachuntersuchung: 15. VI.
In letzter Zeit erkältet, mehr Husten, sonst stets Wohlbefinden.
Gute Gewichtszunahme, sehr frisches, gesundes Aussehen. Über der Lunge verschärfte Atmung, reichlich trockene und giemende Rhonchi besonders in den Unterlappen.
Röntgenbefund: Der weiche Schatten im rechten Mittelfeld ist aufgelockert und hat sich auf den Hilus zu zurückgebildet. Zur Peripherie hin bildet sich ein scharfbegrenzter bandartiger Schatten aus. Im rechten Hilus wird eine gröbere Drüse abgrenzbar, besonders bei Durchleuchtung.

Epikrise: Bei einem belasteten 6 jährigen Jungen in gutem Allgemeinzustand besteht eine sek. tbc. mittlere Infiltrierung rechts, die sich in Rückbildung befindet unter Bildung einer Interlolärschwarte. Fokus offenbar eine Bronchialdrüsentuberkulose, die jetzt als tumorige Form imponiert. Offenbar Ursache der Infiltrierung, Superinfektion von seiten der kranken Mutter, die sich im Winter schlechter fühlte und wohl zeitweise reaktiviert war. Der Junge kommt jetzt für einige Monate zu Verwandten an der Mosel.

Fall 8. P. Maria, geb. 21. VIII. 1920.
Mutter an Tuberkulose 1922 gestorben. Gefährdete soziale Verhältnisse durch große Kinderzahl, wenig Verdienst und wenig pflegerische Stiefmutter, die eigene Kinder hat.
Das Kind war immer schwächlich und sehr oft krank. Nähere Angaben vermag die Mutter nicht zu machen.
Reihenuntersuchung am 4. V. 1926.
Klagen über schlechten Appetit und viel Husten.
Schwächliches Kind (Allgemeinzustand III). Typus cerebr.-resp. Sehr blasse Gesichtsfarbe.
Reichlich kleinere und mittlere Halsdrüsen vor und hinter dem Nicker.
Lungenbefund: Puerile, rauhe, unreine Atmung, kein Katarrh.
Moro stark positiv.
Röntgenbefund: Breite, fleckige Hili beiderseits, scharfbegrenzte Drüsenschatten.

Im Sommer 1926 hatte das Kind *Masern*. Darnach immer viel gehustet und weniger geworden. Oft Leibschmerzen.

Nachuntersuchung: 20. X. 1926.

Sehr blasses Kind. Seit der letzten Untersuchung an Gewicht abgenommen.

Über der Lunge sehr reichlich trockene aber auch feuchte Rhonchi besonders in den Unterlappen.

Röntgenbefund: Rechts infraclaviculär schleierige, homogene, weiche Schattierung mit dem Hilus zusammenhängend, links vom Hilus ausgehende, auf ihm breit aufsitzende weiche, homogene, schleierige Schattierung bis zur Peripherie sich verjüngend.

Das Kind wurde wegen der schlechten sozialen Verhältnisse dem Krankenhaus überwiesen. Hat sich dort gut erholt und sieht bei der Nachuntersuchung am 1. III. 1927 wesentlich besser aus. Über der Lunge keine Schalldifferenz. In der Hilusgegend links leise, abgeschwächte Atmung mit Knisterrasseln. Sonst keinerlei Katarrh.

Röntgenbefund: Rechts vom Hilus nach oben reiserartige Schattenzüge, links noch sehr unscharf begrenzter Hilus mit einem scharfbegrenzten, bandartigen Schattenstreif nach links oben zu ziehend.

Epikrise: Bei einem 6 jährigen, belasteten Kind findet sich bei der Reihenuntersuchung außer einer positiven Tuberkulinreaktion kein besonderer Befund. Nach Masern Reaktivierung der doch noch labilen Bronchialdrüsentuberkulose und Auftreten einer doppelseitigen sek. Infiltrierung rechts und links. Nach etwa 9 Monaten Rückbildung r. zu geringer Indurierung, l. in Rückbildung begriffene Infiltrierung mit Interlobärschwarte.

So viel über die Infiltrierungen im Sekundärstadium der Tuberkulose. Ich möchte besonders auch auf die große Neigung zu Rezidiven hinweisen (vgl. Fall 9).

Die 2. wichtigste Manifestation der Tuberkulose im sek. Stadium ist die schon vorhin erwähnte Neigung zur Metastasierung, die Ausstreuungstuberkulose. Es ist durch viele Untersuchungen von pathologisch-anatomischer Seite nachgewiesen, daß kleinere Ausstreuungsherde besonders auch in der Lunge im Verlaufe der Tuberkulose auch in den frühesten Krankheitsstadien sehr häufig gefunden werden, weitaus in der Mehrzahl der Fälle. Seitdem *Liebermeister* in erster Linie nachweisen konnte, daß lebende Tuberkelbacillen sehr oft im strömenden Blute nachzuweisen sind, ist diese Erscheinung der häufigen Ausstreuungen wissenschaftlich begründet und ihre hämatogene Herkunft bewiesen. Auch das reichlich unklare Krankheitsbild der „larvierten Tuberkulose" von *Hollos* ist durch die Liebermeisterschen Untersuchungen in etwas begründet und erklärt. Doch ist meines Erachtens vor einer zu häufigen Diagnose dieser Krankheit, die schließlich fast alle möglichen Krankheitssymptome umfaßt und in Beziehung zur Tuberkulose bringt, ganz entschieden zu warnen. Im Jahre 1920 machte ich in einer größeren pathologisch-anatomischen und klinischen Studie („Zur Klinik und Pathologie der Nierenerkrankungen im Verlaufe der Lungentuberkulose", Zeitschr. f. Tuberk. 33, H. 1, 2, 3) darauf aufmerksam, daß man bei Kindern mit nachgewiesener Tuberkulose oder auch nur tuberkulöser Infektion, also okkulter Tuberkulose, nicht selten Hämaturien, meist nur geringgradige, mikroskopisch nachweisbare, finden kann, wenn man tägliche Urinuntersuchungen ausführt. Ich habe diese Beobachtungen in Zusammenhang gebracht mit den pathologisch-anatomischen Veränderungen in der Niere von Tuberkulösen, die ich als Vorstufen von Nierentuberkeln ansah — vgl. die primäre Alveolitis, die zuerst auch nicht als spezifische tuberkulöse Veränderung imponiert — und die ich als spezifische Glomerulitis

und spezifische, herdförmige, interstitielle Nephritis bzw. embolische Herd-
nephritis bezeichnete. Es wäre interessant, wenn diese Befunde von klinischer
Seite nachgeprüft würden — die Fürsorgestellen können das naturgemäß kaum —.
Meines Erachtens beweisen auch diese Befunde, daß außerordentlich oft Tuberkelbacillen in der Blutbahn kreisen, auch in den sog. okkulten Formen der Tuberkulose, die dann in dem großen Filter des Körpers, in der Niere im Wundernetz
der Glomeruli gelegentlich zu entzündlichen Prozessen führen, deren klinische
Ausdrucksform leichte Hämaturien sind. Selbstverständlich kann es auch zu
echten Tuberkeln in der Niere kommen, die unter Narbenbildung ausheilen
können. Auch derartige Befunde beobachtet man makro- und mikroskopisch
nicht selten.

Auf die extrapulmonalen Formen der Tuberkulose im sekundären Stadium
will ich nicht näher eingehen. Sie sind meist relativ leicht diagnostizierbar
und naturgemäß, weil es sich recht oft um ernste, langer Behandlung bedürf-
tige Erkrankungen handelt, von der allergrößten Bedeutung. Ich möchte hierzu
nur auf die verschiedenen Formen der Hauttuberkulose hinweisen, auf die Tuberkulide, ferner auf die tuberkulösen Manifestationen an den Sinnesorganen usw.
Als Rarität möchte ich erwähnen, daß ein Junge von 7 Jahren aus unseren
Reihenuntersuchungen eine Hodentuberkulose bekam, die also doch auch lange
vor der Pubertät vorkommen kann, was *Simon* bestreitet. Ich habe eingangs
mitgeteilt, wie oft wir derartige extrapulmonale Metastasen bei den Reihenuntersuchungen fanden. Während der Beobachtung konnten wir selbstverständlich
ebenfalls nicht selten derartige Prozesse sehen, so einmal eine multiple, schwere
Knochentuberkulose bei einem 8jährigen Jungen ohne weiteren Röntgenbefund
auf der Lunge, wiederholt Phlyktänen, Keratitis ekzem. Tuberkulide; das Auftreten einer Hodentuberkulose ist oben erwähnt, ebenso früher das Auftreten
einer Meningitis in einem anderen Falle. Zu den extrapulmonalen Manifestationen
muß man auch die Skrofulose rechnen, die wir in ihrer ausgesprochenen,
schweren Form nur 2—3mal beobachten konnten. Kinder mit exsudativen
Erscheinungen leichten und mittleren Grades führen wir, wie es auch *Redecker* tut, wenn sie tuberkulinpositiv sind, nicht als skrofulös, sondern als
tuberkulininfizierte, exsudative Kinder. Ich habe dazu bereits oben früher
das Erforderliche gesagt.

Die *pulmonalen* Metastasen sind fast durchweg Zufallsbefunde. Irgendwelche
klinische Erscheinungen machen sie nicht. Ihre Bedeutung liegt darin, daß sie an-
zeigen, daß die okkulte Tuberkulose oder aber auch der diagnostizierte tuberkulöse Prozeß noch nicht stabil ist, daß er vielmehr noch lebende Tuberkelbacillen
enthält. Die röntgenologische Diagnose dieser Metastasen ist nur möglich, wenn
der Herd eine gewisse Größe hat und besonders wenn der Herd hart geworden ist.
Ich möchte warnen vor einer zu leichthin gestellten, zu häufigen Diagnose derartiger Herde, da sehr häufig Schattenfleckchen vorgetäuscht werden können,
etwa durch Überkreuzungen der Gefäßschatten usw. Interessant und relativ gut
abgrenzbar sind die sog. *Spitzenmetastasen*, interessant deshalb, weil der Gedanke
naheliegt, daß diese Metastasen den Übergang von der sek. Tuberkulose zur apiko-
caudal fortschreitenden tertiären Phthise darstellen könnten. Bis heute ist aber ein
derartiger Übergang nicht beobachtet. Es scheinen vielmehr die Spitzenmeta-

stasen wie die übrigen pulmonalen Metastasen relativ unschuldige Vorkommnisse zu sein. Sie sind selbstverständlich zu trennen von den harten Primärherden, die auch in der Spitze vorkommen können. Ich habe erst in letzter Zeit außerhalb der Reihenuntersuchungen 2 Brüder beobachten können, die beide einen einwandfreien, verkalkten Primärherd im rechten Spitzenfeld mit dem dazu gehörigen harten Hilusherd zeigten. Bei beiden entwickelte sich später in gleicher Weise das Bild einer dissiminierten Oberteiltuberkulose, die relativ rasch latent wurde mit ausgedehnten kleinen Verkalkungsherden. Spitzenmetastasen beobachteten wir bei den 6jährigen Kindern im ganzen 5mal, bei den 8jährigen 3mal, davon in einem Falle zwischen den beiden Reihenuntersuchungen aufgetreten. 3mal unter den 6 Fällen von Spitenmetastasen sahen wir — auf die Häufigkeit dieses Komplexes macht auch *Simon* aufmerksam — extrapulmonale Metastasen: 2mal eine Coxitis, 1mal eine Keratitis ekcematosa. In einem Falle sahen wir eine starke Schwellung der Achseldrüsen derselben Seite, die relativ rasch zurückging.

Einwandfreie pulmonale Metastasen, die in allen beobachteten Fällen infraclaviculär oder im Mittelfeld saßen, zum Teil innerhalb der Beobachtungszeit entstanden — einen Fall habe ich vorhin beschrieben (Fall 4) — haben wir bei unseren Reihenuntersuchungen im ganzen 8mal gesehen (außer den Spitzenmetastasen). Sie sind selbstverständlich nach den obigen Ausführungen viel häufiger. Im Unterfelde sieht man relativ häufig ziemlich harte Herdchen. Da aber solche Befunde nach meinen Erfahrungen auch bei wiederholt moronegativen Kindern vorkommen, habe ich diese Fälle nicht berücksichtigt.

Die *disseminierte* Tuberkulose, die *Grau* für den Erwachsenen klassisch geschildert hat, die aber auch bei Kindern in analoger Weise vorkommt (*Simon*), sahen wir in ihrer mittleren Form (nach *Simon!*) bei den Reihenuntersuchungen 2mal. Der eine Fall war uns bereits vor der Einschulung bekannt, da die Mutter, die schließlich starb, an Tuberkulose erkrankt war.

Die schweren Formen der sekundären Tuberkulose: käsige Pneumonie, intrapulmonale Hilustuberkulose, käsige sek. Tuberkulose und die tertiäre Tuberkulose, die „Erwachsenenphthise", die ja im frühen Schulalter, wenn überhaupt, sicherlich nur ganz selten vorkommt, haben wir bei unseren Reihenuntersuchungen bis jetzt nicht beobachtet. Diese Formen der kindlichen Tuberkulose sind selbstverständlich als Infektionsquellen in der Schule sehr gefährlich und deshalb unter allen Umständen zu eruieren. Sie werden aber im allgemeinen einer geordneten, schulärztlichen Überwachung im Gegensatz zu den geschilderten Formen der kindlichen Tuberkulose nicht oder wenigstens nicht lange entgehen.

Nach unseren bisherigen Erfahrungen mit systematischen, klinischen und röntgenologischen Reihenuntersuchungen bei Kindern, die sich nunmehr auf über 3 Jahre erstrecken und rund 1700 Kinder umfassen, können wir heute schon sagen, daß wir in diesen Reihenuntersuchungen eine außerordentlich wichtige Aufgabe der Lungenfürsorgestellen sehen müssen. Sie stellen den Beginn eines „Röntgenkatasters" dar, wie ihn *Redecker* fordert. Diese Reihenuntersuchungen, die möglichst früh einsetzen sollen — solange die reihenmäßige Erfassung der Kleinkinder

nicht möglich ist, wird man sich wenigstens auf die Kinder aus den Fürsorgefamilien, auf die erreichbaren Kinder aus den Horten, Kinderheimen, aus den
Säuglings-Kleinkinderfürsorgestellen, Kindergärten, Pflegekinder usw. beschränken müssen —, gestatten uns interessante Einblicke in den Ablauf der tuberkulösen Kampfsymbiose im kindlichen Organismus, sie ersetzen in vieler Beziehung
das nichts- oder wenig sagende Zustandsbild durch eine Ablaufskurve des Kampfes
zwischen Organismus und Tuberkelbacillen. Sie gestattet auch *die* Kinder herauszufinden, die wegen aktiver, tuberkulöser Prozesse auf der Lunge oder in den
Bronchialdrüsen eine Kur notwendig haben, und ermöglicht damit eine rationelle
Anwendung der Mittel, die für Kurzwecke zur Verfügung stehen, und eine entsprechende zweckmäßige Einweisung in die Heilstätten oder Genesungsheime usw.
Die systematischen Reihenuntersuchungen geben auch wichtige Fingerzeige für die
einzuschlagende Therapie. Sie sind weiter von großer Bedeutung für die Er-
schließung neuer Infektionsquellen, die dann u. U. verstopft werden können.
Auch in das Phthiseogeneseproblem werden interessante Einblicke durch derartige fortgesetzte Beobachtungsreihen möglich werden müssen. Voraussetzung
ist allerdings, daß der „Röntgenkataster" nicht abgeschlossen wird mit der Schul-
entlassung, daß er mindestens über die kritische Zeit der Pubertät fortgesetzt
wird. Die Fortbildungsschulen, die höheren Schulen müssen unbedingt einbezogen werden in den Kreis der Reihenuntersuchungen. Wir kommen damit auto-
matisch und zwangläufig der Redeckerschen Forderung nahe und können nach-
prüfen, ob die Anschauungen über die Bedeutung der Frühinfiltrate für das Entstehen der Schwindsucht und die Entthronung der Spitzentuberkulose berechtigt
sind. So viel können wir wohl auch heute schon sagen, daß es uns auf diese Weise
gelingen wird, manche frische Quelle von Anfang an zu verstopfen, indem wir sie
geeigneter Behandlung zuführen. Und aus diesem Grunde muß eine vorwärts-
strebende Fürsorgestelle von diesen Reihenuntersuchungen, die naturgemäß eine
große Belastung der Fürsorgestelle darstellen, unter allen Umständen Gebrauch
machen. Durch die *planmäßige* Arbeit wird allmählich auch die Mehrarbeit nur
scheinbar werden. Wenn die neuen Anschauungen richtig sind — a limine ab-
lehnen wird man sie ebensowenig dürfen, wie man sie kritiklos annehmen wird —,
dann muß die Tuberkulosefürsorgestelle, die ja immer mehr zum Träger der gesamten Tuberkulosebekämpfung wird, unter allen Umständen die Führung übernehmen und behalten, weil nur sie dazu in der Lage ist. Dann muß der „Röntgenkataster" ebenso ein Bestand der Fürsorgestellen werden, wie es heute der Für-
sorgebogen und die Liste der infektionsfähigen Fälle ist. Eine erfolgreiche Führung
des Röntgenkatasters und eine wirksame Ausnutzung desselben setzt voraus, daß
die Fürsorgestelle etwas vom Geiste der Familienfürsorge hat und nicht nur eine
diagnostische Poliklinik oder eine amtliche Stelle im Sinne Seuchenbekämpfung
darstellt. Ich will ganz gewiß nicht die Tuberkulosefürsorgestelle ihrer überragen-
den Bedeutung innerhalb der Gesundheitsfürsorge entkleiden — und die Gesundheitsfürsorge ist doch das Kernstück der Familienfürsorge! —, ich bin sogar der
Ansicht, und ich habe ja das auch im Laufe dieser Arbeit wiederholt ausgeführt,
daß die Lungenfürsorgestelle mehr, als es z. B. *Redecker* tut, im Vordergrund auch
in der Bezirksfürsorge bleiben muß, aber im eigensten Interesse der Lungenfürsorgestellen, die ja nicht Selbstzweck darstellen, muß man immer wieder wün-

schen, daß in dem noch nicht entschiedenen Kampfe, ob Spezial- oder Familienfürsorge, der Gedanke der Familienfürsorge nicht verlassen wird bei der Bekämpfung einer Krankheit, die wie keine andere eine Familienkrankheit darstellt. In Großstädten wird stets auch im Rahmen der Familienfürsorge eine Zentralfürsorgestelle für Lungenkranke vorhanden sein müssen — nach den örtlichen Verhältnissen oder der Größe der Stadt entsprechend auch 2—3 Zentralstellen —, wo die Fäden der gesamten Tuberkulosebekämpfungsmaßnahmen zusammenlaufen. Die Leitung dieser in die Familienfürsorge eingespannten Stellen muß ein fachärztlich vorgebildeter Fürsorgearzt haben. Diese Stellen sind meines Erachtens *allein* berufen, zusammenfassend den „Röntgenkataster" anzulegen und weiterzuführen. Dadurch wird eine zu große Verzettelung der Aufgaben der Tuberkulosefürsorge vermieden, die u. U. sehr gefährlich werden könnte. Es ist nicht jeder Fürsorgearzt eo ipso so geschult, daß er die zum Teil doch recht schwierigen Verhältnisse kritisch analysieren und ausnutzen kann. Und halbe oder gar unrichtige Arbeit wäre in dieser Frage schlimmer als gar keine. Darin liegt absolut kein Werturteil über das Gros der Fürsorgeärzte, das ist lediglich die Folgerung aus der Tatsache, daß die soziale Hygiene und die praktische Gesundheitsfürsorge eine relativ recht junge Wissenschaft ist, daß wir noch mitten im Suchen stehen und daß, worauf ich früher schon hingewiesen habe, die Ausbildung der Fürsorgeärzte noch keineswegs eine einheitliche ist. Ich wiederhole: die fachärztlich geleitete Tuberkulosefürsorgestelle, eingespannt in den Bezirksgedanken der Familienfürsorge, wie es z. B. die Krautwigsche Organisation in Köln geschaffen hat, indem sie mehrere Bezirke bezüglich der Tuberkulosefürsorge zusammenfaßt, erscheint allein zur Führung des Redeckerchen Röntgenkatasters berufen. Selbstverständlich werden an dieser Stelle, wo jederzeit die Möglichkeit besteht, ein erfahrenes Urteil einzuholen, und wo die Einheitlichkeit der Arbeit gewährleistet ist, auch die übrigen in der Bezirksfürsorge stehenden Ärzte zu den systematischen Untersuchungen heranzuziehen sein. Es besteht dann auch die Möglichkeit der gegenseitigen Kontrolle der erhobenen Befunde, was sicherlich die wünschenswerte und notwendige Kritik an diesen, in vieler Beziehung noch problematischen Dingen fördern wird und muß. In den Mittelstädten und in den Landkreisen, wo meist nicht die Möglichkeit besteht, neben der allgemeinen Gesundheitsfürsorge eine besondere Stelle für Tuberkulosebekämpfung einzurichten, ist nur dann ein guter Erfolg zu erwarten, wenn in der Auswahl der verantwortlichen Leiter dieser Fürsorgestellen auf die Ausbildung in klinischer Tuberkulosediagnostik und Erfahrung in der Röntgendiagnostik ganz besonderer Wert gelegt wird.

Da mit der Feststellung einer aktiven Tuberkulose im Kindesalter auch sofortige, entsprechende Behandlung indiziert ist, was besonders, wenn wir Superinfektionen als Ursache eines aktiven Krankheitsschubes ansehen müssen, sofortige Entfernung aus der gefährlichen Umgebung bedeutet, ist es außerordentlich günstig, wenn mit der Fürsorgestelle organisch — etwa durch gleiche ärztliche Leitung und ärztliche Versorgung — eine Tuberkulosestation verbunden ist. Ich habe die großen Vorzüge dieser organischen Verbindung von Tuberkulosefürsorgestelle und Tuberkulosekrankenhaus früher in Mannheim kennen und schätzen gelernt. Dieses System allgemein durchgeführt, würde meiner Ansicht nach einen außerordentlich großen Fortschritt in der Tuberkulosebekämpfung bedeuten. Zwar gibt es ja wohl in jedem Krankenhaus eigene Stationen für Tuberkulöse. Es hält aber nach allgemeiner Erfahrung außerordentlich schwer, Frühfälle in derartige Stationen zu bringen, und andererseits wird kein Geheimnis verraten, wenn man behauptet, daß sich auch bei den Ärzten in den Kliniken und Krankenhäusern diese Tuberkulosestationen nicht gerade des allergrößten Interesses erfreuen.

Wir stehen fraglos auf dem Wege der Tuberkuloseerkenntnis wiederum an einem Markstein, vielleicht einem Wendepunkt. Wegweiser auf dem weiteren Wege, Führer müssen die Fürsorgestellen sein. Sie so auszustatten, daß sie fruchtbringend und erfolgreich arbeiten können, ist deshalb Pflicht all derer, denen die Sorge für die Volksgesundheit anvertraut ist. Aufgabe der Fürsorgestellen aber wird es sein, sich der großen Aufgaben, die ihrer harren, würdig und gewachsen zu zeigen. Was heute vielleicht noch Utopie erscheint, muß, wenn es im Prinzip als richtig erkannt wird, morgen allen Schwierigkeiten zum Trotz Wirklichkeit werden. Für die Fürsorgestellen heißt es sich zu rüsten, um gerüstet zu sein.

(Aus dem Hygienischen Institut der Universität Köln. — Prof. Dr. *Reiner Müller*.)

Die Tuberkelbacillenzüchtung nach Hohn in ihrer praktischen Verwendung für die bakteriologische und klinische Diagnose.

Von
Privatdozent Dr. med. **Curt Sonnenschein.**

(*Eingegangen am 27. Juli 1927.*)

„Das Problem der Tuberkelbacillenzüchtung ist nunmehr auch für die Praxis des Laboratoriums gelöst. Der kulturelle Nachweis des Tuberkelbacillus gehört nunmehr zu einer der *einfachsten* und *sichersten* Methoden in der Bakteriologie. In der Zeitdauer ist die Kultur dem Tierversuch durchaus überlegen." Zu diesem Urteil kommt *J. Hohn* (Essen) auf Grund seiner seit September 1924 in $2^1/_2$ Jahren gewonnenen Erfahrungen mit dem von ihm angegebenen Züchtungsverfahren für Tuberkelbacillen aus menschlichem und tierischem Material.

Die Befreiung des zu untersuchenden Auswurfs, Harns, Eiters usw. von unerwünschten *Begleitbakterien* erfolgt, ähnlich wie von *E. Löwenstein* und *Sumiyoshi* angegeben, durch Vorbehandlung mit Schwefelsäure, wobei *Hohn* 10proz. und 12proz. *Schwefelsäure* benutzt. Als *Nährboden* dient ein von *Hohn* abgeänderter *Lubenau*scher Glycerin-Einährboden. *Hohn* hat 1926 (Münch. med. Wochenschr. S. 2162) nochmals ausführlich das von ihm erprobte einfache Verfahren angegeben. Es ist zur Vermeidung von Mißerfolgen durch mangelhafte Technik und zur Ausschaltung von Fehlerquellen zweckmäßig, die auf längerer praktischer Erfahrung fußenden Vorschriften *Hohns* bis ins einzelne zu beachten. Die Einzelheiten sind den Arbeiten *Hohns* zu entnehmen, so daß ich hier nur ganz kurz das *Wesen des Verfahrens* wiedergebe:

Nährboden: Einährboden aus 3 Teilen Ei (Eigelb und Eiweiß) und 1 Teil 5proz. natursaurer Glycerinbouillon. Erstarrenlassen in schräggelegten Kulturröhrchen bei 87°; dann in jedes Röhrchen zur Feuchthaltung 0,8 ccm natursaure Bouillon. Prüfung auf Sterilität.

Verarbeiten der Proben: Zum Abtöten der Begleitbakterien in Auswurf, Harn, Eiter usw. 20 Minuten Einwirkung von 10- oder 12proz. (Volumprozente) Schwefelsäure (10 ccm auf 1—2 ccm Material), dabei kräftig umschütteln und dann 5 Minuten zentrifugieren. Bodensatz ungewaschen auf je 3 Eiröhrchen mit der Drahtöse ausstreichen.

Als dichter *Verschluß*, der die Kulturröhrchen vor Verdunstung und Austrocknung schützt, haben sich paraffin- oder ceresingetränkte Watte- oder Zellstoffstopfen bewährt, wie sie *Reiner Müller* 1909 empfohlen hat.

In der *Kölner Chirurgenvereinigung* berichtete ich am 10. XI. 1926 über die Ergebnisse an den bis dahin mit dieser Methode von mir untersuchten 400 Proben, wobei ich in 61 Proben Tuberkelbacillen (TB) nachgewiesen hatte, davon in 30 ($=50\%$) mikroskopisch und durch Kultur, in 29 *nur durch Kultur* (mikroskopisch negativ!), in 2 nur mikroskopisch.

Bei tuberkulose- (tub-) verdächtigen Pleura- oder Gelenkpunktaten, Absceß-eitern, Drüsen- und Knocheneitern war die Überlegenheit der Kultur noch größer: von 36 derartigen überhaupt TB-positiven Proben waren 15 = 42% mikroskopisch und kulturell, 20 = 55% *nur kulturell* und 1 = 3% nur mikroskopisch positiv. Als *kürzeste* Zeit bis zum sichtbaren und zum Färben abimpfbaren TB-Kolonienwachstum hatte ich dabei 12 Tage, als *Durchschnitt* 22 Tage gefunden, so daß sich die TB-Züchtung gegenüber dem Tierversuch auch zeitlich als erheblich überlegen erwies.

Kürzlich teilte *Schrader* (Breslau) seine Züchtungsergebnisse an 127 Proben mit, wobei von 30 TB-positiven 16 mikroskopisch und kulturell, 13 nur kulturell und 1 nur mikroskopisch positiv waren. Aus 10 mikroskopisch „zweifelhaften" Proben konnte er noch aus 4 Proben kulturell TB züchten. Auch *Schrader* fand bei *Eiter*proben eine besonders hohe kulturelle Ausbeute: von 16 TB-positiven Eitern waren 8 mikroskopisch und kulturell, 8 nur kulturell positiv! Die Überlegenheit der Züchtung gegenüber der einfachen *mikroskopischen* Untersuchung erreicht auch bei *Schrader*, in Prozenten umgerechnet, auffallend ähnliche Werte, wie sie *Hohn* für seine TB-haltigen Eiter fand, und wie auch ich sie für die ersten 61 von mir beendeten TB-positiven Eiteruntersuchungen 1926 mitgeteilt hatte. Auch *Schrader* kommt zu dem Schluß: „Die Kultur zeigt eine klare Überlegenheit gegenüber der mikroskopischen Untersuchung. Deshalb dürfte ihre ausgedehnte Aufnahme in die Laboratoriumspraxis bei diesen Untersuchungsmaterialien (Harn, Eiter) geboten sein."

W. Engel, der 25 Proben nach *Hohn*scher Methode untersuchte, empfiehlt die Züchtung auf Eiernährboden bei Verdacht auf Tub. als Ergänzung für die klinische Untersuchung in Fällen, wo mikroskopisch TB nicht gefunden worden sind.

In gewissem scheinbaren Gegensatz zu den Ergebnissen, die *Hohn, Sonnenschein* und *Schrader* erzielten, steht die Angabe von *Fr. Schmidt* und *A. Sylla* (Königsberg) in ihrer Mitteilung: „Zur Frage der Züchtung von Tuberkelbacillen aus mikroskopisch negativem Material" 1926. Sie kommen auf Grund ihrer vergleichenden Untersuchungen an 75 Proben von Sputum und Harn (35 mikroskopisch positiven und 40 negativen) mit verschiedenen Nährböden (nach *Schiller, Lubenau, Petroff, Küss, Isabolinsky* und *Gitowitsch*) einerseits und mit Meerschweinchenversuchen andererseits zu der Ansicht: „Das feinste Reagens auf TB bleibt demnach immer noch die Verimpfung des verdächtigen Materials auf Meerschweinchen." „Für den diagnostischen Nachweis sind alle diese Züchtungsmethoden von geringem Wert, das zuverlässigste und feinste Reagens auf TB ist auch heute noch der zwar langsame, aber sichere Weg des Tierversuchs."

Auf Grund ihrer Untersuchung von nur 38 mikroskpisch TB-positiven Proben (26 Sputa, 4 Urine, 3 Stuhlproben, 2 Eiter, 3 Leichenteil-Proben) urteilt *Erika Herrmann* (Freiburg): „Die optimistische Ansicht *Hohns*, daß ‚der kulturelle Nachweis des TB mit der Schwefelsäuremethode aus menschlichen Entzündungsprodukten nunmehr zu einer der einfachsten und sichersten Methoden der Bakteriologie gehört', können wir nicht teilen." *Herrmanns* Stellungnahme zum Wert des Kulturverfahrens als Diagnostikum der Tuberkulose ist die gleiche, wie sie schon *Uhlenhuth* im Jahre 1909 in seiner in Gemeinschaft mit *Kersten* veröffentlichten Arbeit niedergelegt hat: „Wir sind bisher noch nicht berechtigt, das Kulturverfahren dem Tierversuch als ebenbürtig an die Seite zu stellen." Es sei hier erwähnt, daß *E. Herrmann* mit anderem Mengenverhältnis von Schwefelsäure zu Material (5:2) arbeitete, als es den Angaben *Hohns* (10:1 bzw. 10:2) entspricht. Von den geprüften Nährböden (Glycerinkartoffel, Glycerinkartoffel-Agar, Ei nach *Hohn*) hat sich *Herrmann* für die Züchtung der TB aus dem Organismus, in Übereinstimmung mit *Hohn*, der Eiernährboden am besten bewährt. Zur Vorbehandlung fand sie Antiformin der Schwefelsäure überlegen, da es zugleich eine Anreicherung ermögliche.

Demgegenüber berichtet *E. Löwenstein* über sehr gute Ergebnisse seines Schwefelsäureverfahrens mit 15 proz. H_2SO_4, während die Hohnsche 10 proz. H_2SO_4 sich nach *Meller* nicht bewährt habe, da damit noch leicht andere Bakterien aufgingen. In 21 Proben von Sputum, 29 von Harn, 9 von Eiter (zusammen 59) war die mikroskopische Untersuchung negativ, die Kultur aber positiv. Bei 2 Harnproben mit positiver TB-Kultur war auch der Tierversuch negativ! Im Vergleich zu den Färbeverfahren betont *E. Löwenstein* kürzlich (Wien. klin. Wochenschr. 1927) erneut den hohen Wert des von ihm und *Sumiyoshi* erprobten TB-Züchtungsverfahrens.

Überblickt man die bisherigen *Nachprüfungen* des von *Hohn* ausgearbeiteten Züchtungsverfahrens, so ist dazu zu bemerken, daß nicht nur die *Zahl* der untersuchten Proben noch recht gering ist, sondern auch die Auswahl der zur Kultur verarbeiteten *Proben* vielfach eine andere ist, als sie der Arbeit *Hohns* zugrunde lag, und wie sie als TB-verdächtig den Untersuchungsstellen im allgemeinen zugehen. Endlich sind einzelne Untersucher nicht unerheblich von *Hohns* Vorschriften abgewichen. So betrug die Gesamtzahl der mit dem *Hohn*schen Verfahren untersuchten Proben von *Hohn* selbst 635, von *Sonnenschein* (1926) 400, von *Schrader* 127, von *Fr. Schmidt* und *Sylla* 75, von *Herrmann* 38, von *Fr. Schmidt* 90, von *Engel* 25, von *Sonnenschein* (1927) 1085. Während *Hohn* Proben von Eiter, Urin, Liquor cerebrospinalis, Sputum, Stuhl und Leichenteilen verarbeitete, wie sie seinem Laboratorium aus der Praxis zugingen, benutzte *Fr. Schmidt* nur Sputum, *Erika Herrmann* vorwiegend Sputum (26 Proben).

Die Abweichungen von *Hohns* Technik hatte ich bereits kurz erwähnt: *E. Herrmann* benutzte andere Mengenverhältnisse von Material und Schwefelsäure. *Engel* veränderte den Nährboden, indem er der Bouillon statt 0,5% Kochsalz nur 0,3% Kochsalz und dafür 0,2% Natriumphosphat zusetzte und die so gepufferte Lösung mit $^n/_{10}$-Schwefelsäure auf p_H 6,2 einstellte. *Fr. Schmidt* hat in einer neueren Untersuchung (C. f. B. Bd. 101) die in seiner früheren Arbeit mit *Sylla* mitgeteilten ungünstigen Züchtungsergebnisse der dabei noch mangelnden Technik und der Tatsache zugeschrieben, daß die von *Hohn* angegebenen Kautelen dabei nicht befolgt wurden. *Schmidt* kommt jetzt nach der zweiten Anwendung zu dem Ergebnis, daß das Kulturverfahren nach *Hohn*, abgesehen von seiner Billigkeit, in einem Teil der Fälle schneller zum Ziele führt als der teure und länger dauernde Tierversuch.

Eigene Untersuchungen (20. V. 1926—20. V. 1927).

Die seit Mai 1926 in einem Zeitraum von 12 Monaten genau nach den Angaben *Hohns* durchgeführten Untersuchungen hatten *nicht* die Aufgabe, an kleinem, nur nach bestimmten Gesichtspunkten ausgewähltem Material Vergleiche über den TB-Nachweis durch *Mikroskopie*, durch verschiedene *Kulturverfahren* oder durch den *Tierversuch* anzustellen, sondern vielmehr, vorwiegend von *praktischen* Gesichtspunkten ausgehend, an größerem Material die *Hohn*sche Angabe zu prüfen, „daß das Problem der TB-Züchtung nunmehr auch für die Praxis des Laboratoriums gelöst ist".

Die Proben wurden deshalb *nicht* ausgewählt, sondern jede, dem Kölner Hygienischen Institut unter TB-Verdacht eingeschickte Probe oder jedes Material, wo die Anwesenheit von TB einigermaßen möglich war, wurde mit dem *Hohn*schen Verfahren kulturell untersucht. Darunter befanden sich z. B. auch Eiter- oder Harnproben, in denen Eitererreger wie Staphylokokken, Streptokokken, B. coli, die bereits die Krankheitserscheinungen hinreichend erklären konnten, mikroskopisch und kulturell festgestellt waren, wo aber immerhin an die Möglichkeit einer unerkannten TB-Mischinfektion gedacht werden konnte. So wurden in *12 Monaten* von *1085 Proben* je 3 Kulturen nach *Hohn* angelegt; also zusammen 3255 Einährbodenröhrchen. Der Art nach waren von diesen Proben *199 Sputum* (mikroskopisch 48 TB-pos., 151 TB-neg.), *181 Harn* (mikr. 4 TB-pos., 177 TB-neg.), *155 Lumbalflüssigkeit* (5 TB-pos., 150 TB-neg.), endlich *550 Eiterproben* (26 TB-pos., 524 TB-neg.). Unter der Gruppe *Eiter* sind sehr verschiedene Krankheitsprodukte, wie Gelenk-, Pleurapunktat, Ascites, Absceß-, Empyem-, Drüsen-, Knocheneiter, Fistelsekret u. a. zusammengefaßt. Die mikroskopische Untersuchung erfolgte nach *Ziehl-Neelsen*-Färbung des unmittelbaren Materialausstrichs ohne vorhergehende Homogenisierung.

Die *kulturelle Ausbeute mit dem Züchtungsverfahren* war fogende:

Art der unter-suchten Proben	Zahl	überhaupt TB positiv	nur in Kultur positiv	mikroskopisch und kulturell positiv	nur mikroskopisch positiv. Kultur negativ.
Sputum	199	57	9	47	1
Eiter	550	92	66	24	2
Harn	181	12	8	3	1
Liquor	155	22	17	4	1
Summe	1085	183	100	78	5

Die *Gesamtzahl* der positiven TB-Kulturen beträgt 178. Rechnet man die Zahlen in Prozente um, so ergibt sich: Von 183 überhaupt *positiven Proben* waren:

$$178 = 97{,}27\% \text{ kulturell positiv,}$$
$$100 = 54{,}64\% \text{ nur kulturell positiv,}$$
$$78 = 42{,}62\% \text{ mikroskopisch und kulturell positiv,}$$
$$5 = 2{,}73\% \text{ mikroskopisch positiv, kulturell negativ.}$$

In *100 Fällen* wurden also *kulturell* TB durch Züchtung gefunden, wo die mikroskopische Untersuchung negativ war. Hierin liegt, wie *Hohn* mit Recht betont, ein Hauptwert dieser einfachen Kulturmethode, da man natürlich jede beliebige Zahl von Proben, darunter auch solche, wo zunächst nur ein geringer Verdacht auf Tuberkulose besteht, damit untersuchen kann, während es kaum möglich wäre, eine gleiche Anzahl Proben (1085 in 12 Monaten) durch Meerschweinchenversuch zu prüfen.

In meiner früheren Mitteilung (10. XI. 1926) fand ich bei den ersten 400 Proben eine *Mehrausbeute durch Kultur* von 47,5% gegenüber dem einfachen mikroskopischen Nachweis; nach Abschluß der 1085 Untersuchungen jetzt 54,6%.

Betrachtet man die oben unter der Gruppe *Eiter* zusammengefaßten Untersuchungen von Absceßeiter, Pleura- und Bauchhöhlenpunktat, Gelenkeiter, Drüsen- und Knocheneiter usw. allein, so ergibt sich hier, wie es *Hohn* und ich bereits früher fanden, eine prozentual noch höhere Ausbeute an TB-Befunden durch die Kultur: Von 92 überhaupt bakteriologisch *TB-positiven Eiterproben* waren:

$$90 = 97{,}8\% \text{ kulturell positiv,}$$
$$66 = 71{,}7\% \text{ nur kulturell positiv,}$$
$$24 = 26{,}1\% \text{ mikroskopisch und kulturell positiv,}$$
$$2 = 2{,}2\% \text{ mikroskopisch positiv, kulturell negativ.}$$

Außer den 26 mikroskopisch TB-positiven Proben (28,3%) wurden darüber hinaus *in 66 Proben (= 71,7%) durch die Kultur TB nachgewiesen*! Für meine ersten 400 angelegten Kulturen (mit 36 positiven Eiterproben) hatte ich 55%, *Hohn* bei 68 überhaupt positiven Eiterproben 57% allein durch die Kultur gefunden.

Auswurfuntersuchungen: Es ist hier zunächst die Frage zu beantworten, ob bei der Sputumuntersuchung neben der bewährten mikroskopischen Untersuchung, auf die ich hier im einzelnen nicht eingehen will, ein Bedarf nach einem kulturellen TB-Nachweis besteht, also ob die durch die Anlage von Kulturen bedingte Mehrarbeit und der erhöhte Materialverbrauch gegenüber der einfachen Mikroskopie mit oder ohne Homogenisierung (Antiformin) eine sich lohnende entsprechende Mehrausbeute an positiven Befunden liefert.

Hier interessieren die Zahlen, die *E. Herrmann* aus dem *Uhlenhuth*schen Institut für ihre *Sputumuntersuchungen* angibt. Es wurden nur solche Sputumproben, die in antiforminvorbehandelten Sputumsediment mikroskopisch TB zeigten, kulturell untersucht. Von 26 derartigen mikroskopisch positiven Proben wurde durch die Kultur auf Eiernährböden, bei Schwefelsäure-Vorbehandlung nur in 8 Proben (30,8%), bei Antiformin-Vorbehandlung in 15 Proben (57,9%) eine positive Kultur erzielt. Danach müßte man annehmen, daß aus *Sputum* mit der Schwefelsäure-Methode noch nicht in einem Drittel, durch die Antiformin-Methode nur in etwas mehr als der Hälfte der nach Antiforminisierung bereits mikroskopisch als TB-haltig festgestellten Proben sich überhaupt TB züchten lassen. Es könnte daraus der Schluß gezogen werden, daß mit der Hohnschen Methode nur ein geringer Teil der vorhandenen und färberisch nachweisbaren TB zum Wachstum gelangt und dadurch kulturell erfaßt werden kann. Nach Antiforminbehandlung mikroskopisch *negative* Auswurfproben wurden anscheinend von *E. Herrmann* nicht untersucht, so daß aus ihren Untersuchungen nicht hervorgeht, ob eine kulturelle Prüfung solcher Sputa eine Mehrausbeute an positiven Befunden geliefert hätte. Gegenüber diesen ungünstigen Ergebnissen von *E. Herrmann* waren bei *Hohn* 62 untersuchte mikroskopisch positive Auswurfproben ausnahmslos auch kulturell positiv, ebenso fand *Engel* alle, *Fr. Schmidt* 96% seiner mikroskopisch positiven Sputa auch kulturell positiv!

Eigene kulturelle Sputumuntersuchungen: Von 48 mikroskopisch im *Ziehl-Neelsen*-Präparat TB-positiven Auswurfproben sind aus 47 durch Kultur TB gezüchtet worden. Nur 1 mikroskopisch positive Probe blieb ohne Wachstum.

Wegen dieser fast 100proz. Regelmäßigkeit, mit der sich aus mikroskopisch positiven Sputen TB züchten lassen, legte ich von diesen positiven Proben *Hohn*-Kulturen als Positivkontrollen an, um dadurch ständig mit den übrigen Proben mitlaufende *Kontrollen für den Nährboden* zu haben, zum Vergleichen der Wachstumsüppigkeit, Wachstumsgeschwindigkeit, kurz der Geeignetheit des Nährbodens. Es ist dabei zu verlangen, daß eben alle diese als Positivkontrollen mitlaufenden Proben auch kulturell innerhalb der gewöhnlichen Zeit positiv werden.

Ich habe aber außerdem von *151 Sputumproben*, die mikroskopisch keine TB zeigten, Kulturen angelegt; und es wuchsen aus 9 Proben TB! Es konnten also aus 151 mikroskopisch negativen Sputen in 6% doch noch TB gezüchtet werden. Darunter waren 2 Proben, bei denen sowohl in der Klinik als auch im Hygienischen Institut bei mehrmaliger mikroskopischer Untersuchung keine TB gefunden worden waren. Auch ist dabei zu berücksichtigen, daß unter den kulturell untersuchten 151 mikroskopisch negativen Auswurfsproben solche von Lungengangrän, Grippebronchitis, Asthma, chronischer Bronchitis und ähnliche, oder nur von Umgebungsuntersuchungen waren, bei denen klinisch kein Verdacht auf TB bestand. Würde man die Kultur nur auf TB-verdächtige, mikroskopisch negative Sputumproben beschränken, so wären wahrscheinlich mehr als 6% positiver Züchtungsergebnisse zu erwarten. Ich teile auf Grund dieser Ergebnisse die Auffassung *Hohns*, daß auch bei Sputumproben, bei denen trotz negativen mikroskopischen Befundes der Verdacht auf TB weiterbesteht, diese Kulturen durchaus angebracht sind. Auch für die objektive Beurteilung der ,,*Ansteckungsfähigkeit*'' oder Nichtansteckungsfähigkeit eines Sputums oder eines Kranken dürfte neben dem mikroskopischen TB-Nachweis auch der Ausfall der *Hohn*-Kultur eine brauchbare Unterlage bieten.

Eine gewisse Bedeutung hat die TB-Kultur vor allem für die Prüfung und *Überwachung des Heilerfolges* bei Kranken (oder Versuchstieren), bei denen nach therapeutischen Maßnahmen, so auch nach Sanocrysinbehandlung usw., mikroskopisch färberisch nachweisbare TB nicht mehr gefunden werden. Hierin dürfte, neben der bakteriologischen Diagnosebestätigung, auch für Heilstätten, Lungenfürsorgestellen, Tub.-Krankenhäuser der beträchtliche Wert dieses neuen, raschen und billigen Züchtungsverfahrens liegen, das durch seine technische Einfachheit die Durchführung im eigenen Laboratorium gestattet, soweit nur einfache bakteriologische Hilfsmittel, Brutschrank und Sterilisator, zur Verfügung stehen.

Harnuntersuchungen: 177 *Harnproben*, die wegen Cystitis, Cystopyelitis oder Verdachts auf Tuberkulose zur Untersuchung eingeschickt und mikroskopisch TB-negativ waren, wurden auf TB-Kultur verarbeitet. Dadurch fand ich in 8 Harnproben TB. *Hohn* hatte unter 51 Urinproben 13 nur kulturell positive gefunden. Erwähnenswert ist hier ein Fall, in dem wir *kulturell* TB im Harn nachwiesen, während ein mit der gleichen Harnprobe angestellter Meerschweinchen-*Tierversuch* ein negatives Ergebnis hatte!

Liquor cerebrospinalis: Bei der Liquoruntersuchung ist zu berücksichtigen, daß der Erfolg der mikroskopischen Fahndung auf TB ganz verschieden ist, je nachdem man das Lumbalpunktat, wie es für die *Klinik* üblich ist, unmittelbar nach der Punktion und unter bevorzugter Färbung und Durchuntersuchung des sich bildenden Gerinnsels mikroskopieren kann, oder ob — wie es die Praxis der *Untersuchungsämter* mit räumlich großem Versorgungsbezirk und langen Materialversandzeiten mit sich bringt — der Liquor gealtert, oft stark geschüttelt (Bahn, Post usw.), und oft ohne sichtbare Flocken oder Bodensatz zur mikroskopischen Untersuchung gelangt.

Unter den günstigen Verhältnissen eines Krankenhauses werden sich mikroskopisch bei Durchsicht der *frischen* Spinalflüssigkeit manchmal noch TB finden lassen, wo bei Untersuchung des *gealterten* Liquors im oft weit entfernten Untersuchungsamt der TB-Nachweis nicht mehr gelingt. Auch wird gerade bei der TB-Meningitis, abgesehen von der häufig sicheren klinischen Diagnose, die bakteriologische Bestätigung der Diagnose durch die positive TB-Züchtung für den Arzt und den Kranken oft reichlich spät kommen, aber immerhin noch früher als das Ergebnis eines Tierversuches.

Züchtungsergebnis: Von 5 mikroskopisch positiven *Liquorproben* waren 4 kulturell positiv, 1 negativ. Aus 150 mikroskopisch TB-negativen Liquorproben — worunter auch Proben mit Influenzabakterien, Staphylokokken, Meningokokken und Tuberkuloseverdacht — wurden 17mal durch die *Kultur* TB nachgewiesen! Ein Untersuchungsamt, das nicht die günstigen Bedingungen der sofortigen Mikroskopie des frischen Liquors hat, dürfte demnach doch durch *Kultur* noch in einem erheblich größeren Hundertsatz aus Liquor bakteriologisch TB finden als mit einfacher Bodensatzmikroskopie.

Kurz sei noch auf die wenigen Fälle — bei meinen 1085 Proben sind es nur 5! — eingegangen, bei denen bei mikroskopischem Befund säurefester Stäbchen auf den Kulturen keine TB gewachsen sind. Bei meinen Untersuchungen handelt es sich um 1 Sputum (von 48 mikroskopisch positiven), 2 Eiterproben (von 26 pos.), 1 Harn (von 4 pos.), 1 Liquor (von 5 pos.).

Es wird immer schwer sein, den Grund für das Versagen der Kulturmethode in Einzelfällen zu finden, zumal dabei mehrere Möglichkeiten im untersuchten Material, im Nährboden, in einer mangelhaften Technik bei der Anlage oder der Aufbewahrung der Kultur liegen können. Diese Faktoren alle aufzuführen ist kaum möglich; genannt sei nur: Tod der TB bei erhaltenen und noch färbbaren Bakterienleibern (bei eingesandten Proben muß man sogar an Zusatz von Desinfektionsmitteln denken), ungeeigneter Nährboden (alte oder schlechte Eier, falsche p_H, zu hohe Erhitzung), ein Mangel der bei dem von mir geübten Brauch, auch von mikroskopisch TB-positiven Proben regelmäßig Kontrollkulturen anzulegen, rasch erkannt würde; endlich kann mangelnder Schutz gegen Austrocknung die Kultur vereiteln.

Engel führt das Ausbleiben des TB-Wachstums bei einem mikroskopisch spärlich positiven Sputum auf unzureichende Schleimlösung durch die Schwefelsäure zurück; *Schrader* eine negative Kultur bei positivem Sputum auf ungenügenden Schutz gegen Austrocknung. *Hohn* erwähnt eine Beobachtung *Robert Kochs* aus dem Jahre 1882, daß zur Kultur sich „weniger gut der Eiter aus geschmolzenen Lymphdrüsen eignet, welcher meistens nur sehr wenige oder keine Bacillen enthält". Es dürfte dies eben darauf beruhen, daß die noch färbbaren TB tot oder nicht mehr vermehrungsfähig sind.

Während ich, wie erwähnt, einmal TB aus einem Harn züchtete, mit dem ein Tierversuch negativ blieb, und auch *E. Löwenstein* über 2 derartige TB-Kulturen aus Harn berichtet, habe ich umgekehrt in einem mikroskopisch negativen Harn (Buch Nr. 223 702) durch Tierimpfung (Nr. 1481) bei dem nach 80 Tagen eingegangenen Meerschweinchen TB gefunden, wo die TB-Kultur ergebnislos geblieben war. Daß das Sterilbleiben der Kultur zwar ein Fehlen lebender Bakterien wahrscheinlich macht, eine tuberkulöse Erkrankung aber nicht sicher ausschließt, mögen die 2 folgenden Fälle zeigen:

Das *Pleurapunktat* des Kranken C. Sch. wurde mikroskopisch und kulturell als steril gefunden. Die Sektion ergab eine Tub. der Pleura mit miliarer Aussaat.

Der *Drüseneiter* des Kranken H. Sch. (Buch-Nr. 221 915) blieb kulturell ohne Wachstum. Das Ergebnis der pathologisch-anatomischen Untersuchung lautete: Lymphdrüse mit Epitheloidtuberkeln.

Für einen Teil ähnlicher, innerhalb einer gewissen Zeit, z. B. binnen 5 Wochen, ohne Wachstum bleibender Kulturen mag vielleicht auch die Beobachtung *Hohns* eine Erklärung geben, der für Infektion mit *Typus bovinus* ein wesentlich langsameres Kulturwachstum fand, das im Durchschnitt 43 Tage betrug, in einem Falle aber erst nach 64 Tagen sichtbar wurde. so daß bei kürzerer Beobachtungszeit die Kultur zunächst als negativ hätte gelten können. Dies führt zu der wichtigen Frage der

Beobachtungszeit. Wie lange soll man überhaupt die TB-Kulturen beobachten; von wann ab kann man sie als negativ ansehen?

Hohn fand bei *Sputum* als längste Zeit bis zum Erscheinen der mit der Lupe eben sichtbaren Kolonien 27 Tage. Er teilt das Kulturergebnis als negativ mit, wenn nach 32 Tagen noch kein Wachstum von Kolonien sichtbar ist, läßt die Kulturen aber noch bis zum 42. Tage (= 6 Wochen) im Brutschrank stehen: „Wer die größte Beobachtungsgeduld bei der Züchtung der TB hat, wird die besten Resultate erzielen." *Schrader* hatte die Beobachtungsdauer der Kulturröhrchen bis zur endgültigen negativen Beurteilung zuerst auf 8 Wochen ausgedehnt, sich später aber auch, wie *Hohn*, mit 6 Wochen begnügt.

Mit der wachsenden Zahl der zur gleichen Zeit im Brutschrank in Beobachtung befindlichen Kulturen, die bei mir gelegentlich bis zu 200 (= ca. 600 Nährbodenröhrchen) beträgt, ist eine unnötig lange Ausdehnung der Beobachtungszeit, über 40 Tage, im allgemeinen unangebracht, da eine Mehrausbeute danach kaum mehr zu erwarten ist oder wegen ihrer großen Seltenheit in keinem Verhältnis mehr zu der durch eine überlange Beobachtungszeit bedingten technischen Erschwerung und Verlangsamung der Methode steht. In Übereinstimmung mit *Hohn* teile ich, wenn nach 31 Tagen (1 Monat) noch kein Wachstum sichtbar ist, die Kultur als negativ mit, beobachte dann noch bis etwa zum 40. Tage.

Die Richtigkeit dieser Auffassung wird ja durch die Tatsache bestätigt, daß von 62 mikroskopisch positiven Sputumproben *Hohns* bei 61 Proben gewachsene TB-Kolonien *vor* dem 27. Tage, bei der langsamst wachsenden Kultur am 27. Tage beobachtet wurden.

Daß von jeder gewachsenen Kultur ein *Ziehl-Neelsen*-Präparat gefärbt und mikroskopiert wurde, möchte ich als selbstverständlich nur erwähnen.

Dauer der TB-Kulturen bis zur sichtbaren Kolonienbildung. Bei den ersten 400 Untersuchungen hatte ich unter 59 positiven TB-Kulturen als kürzeste Zeit 12 Tage, als Durchschnitt 22 Tage gefunden. Bei *Hohn* betrug die kürzeste Zeit 8 Tage, die längste 27 Tage, der Durchschnitt bei Züchtung aus positivem Sputum $10^1/_2$ Tage, aus Urin $16^1/_3$ Tage.

Bei meinen 1085 Untersuchungen fand ich unter den *178 positiven Kulturen* als *kürzeste* Zeit 9 Tage (bei einem mikroskopisch positiven Halsdrüseneiter; Buch-Nr. 220115), als *längste* Zeit 35 Tage (bei einem mikroskopisch negativen Eiter, Buch-Nr. 222139). Es bestand insofern ein Unterschied zwischen den mikroskopisch positiven und negativen Proben, als bei den ersteren, vor allem bei Auswurf, das Wachstum meist früher sichtbar war als bei den letzteren: bei den 78 kulturell und mikroskopisch positiven Proben betrug das Minimum der Brutdauer bis zur Koloniensichtbarkeit 9 Tage, das Maximum 33 Tage, der *Durchschnitt $22^1/_3$ Tage*; bei den 100 nur kulturell positiven, mikroskopisch negativen Proben das *Minimum* 12 Tage (Eiter Nr. 220042), das *Maximum* 35, der *Durchschnitt 26 Tage*.

Die gegenüber den *Hohn*schen Angaben längere durchschnittliche Wuchsdauer bei meinen Positivkulturen ist vielleicht darauf zurückzuführen, daß ich sämtliche gleichzeitig im Brutschrank befindlichen Kulturröhrchen, die, wie bereits erwähnt, oft mehrere Hundert (400, 500, 600) betragen, nur 2mal regelmäßig in der Woche, also alle 3—4 Tage nachsehe und dann auch meist bis zur Koloniensichtbarkeit mit dem unbewaffneten Auge warte, um gefärbte Präparate davon anzufertigen und die Positivkulturen mitzuteilen. Es tritt dadurch natürlich eine scheinbare Verschiebung zuungunsten der Kulturschnelligkeit ein, da meine Zahlen den Durchschnitt bedeuten, bis die Positivkulturen als solche mikroskopisch geprüft, ausgetragen und dem Arzt mitgeteilt werden können. Bei Lupenbeobachtung, wie sie *Hohn* benutzt, und bei häufigerer Durchsicht, wie sie an kleinerem Material natürlich sehr wohl durchführbar ist, können dadurch sicher kleinere Zahlen für die durchschnittliche Kulturdauer errechnet werden.

Kolonienwachstum und -aussehen der TB-Kulturen.

E. Löwenstein, R. Meller, Pesch und *Simchowitz* haben bereits auf die große Mannigfaltigkeit des Wachstums der nach dem Löwenstein-Sumiyoshischen Verfahren auf *Glycerinkartoffel* gezüchteten TB-Stämme hingewiesen. *Hohn* fand dies auch bei seinen TB-Kulturen auf *Einährböden.*

Ich habe bei den von mir gezüchteten 178 TB-Stämmen (= etwa 400—500 Eiröhrchen mit TB-Wachstum) gleichfalls diese Verschiedenartigkeit des Aussehens und der Wuchsart der TB-Kolonien beobachtet. Die *Farbe* der gewachsenen Kultur kann weiß, blaßgelb, hellbräunlich oder sogar mehr rötlich pigmentiert sein, wie es auch *R. Meller* beschreibt. Die *Kolonienform* ist oft ganz klein, kugelig erhaben oder aber mehr flächenhaft, rasenartig sich ausbreitend. Das Alter der gewachsenen Kultur spielt dabei naturgemäß für die Farbe und Wuchsart eine erhebliche Rolle, so daß nur etwa gleichaltrige Kulturen verglichen werden sollten.

Hier zeigt sich aber bereits ein weiterer erheblicher Unterschied der einzelnen Stämme oder Stammgruppen, nämlich hinsichtlich der *Wachstumsgeschwindigkeit* und -üppigkeit. Einem sich über die Nährbodenoberfläche rasch ausbreitenden oder aber stark erhaben wachsenden Kolonienwachstum mancher Stämme stehen solche gegenüber, die auch nach 4—8—12 Wochen langem Brutschrankaufenthalt flächenhaft kaum größer geworden und dann (auf der Erstkultur) eine weitere Wachstumsneigung vermissen lassen.

Die Beschaffenheit der *Kolonienmasse* kann mehr trocken und krümelig sein, oder, was ich allerdings selten, in einem Falle (Buch-Nr. 219 898) aber ausgesprochen deutlich fand, auch mehr weich, pastenartig, mit feucht glänzender Oberfläche. Es ist hier nicht der Ort, auf diese für den Bakteriologen wichtigen Wuchsmerkmale, die für die Typentrennung und die Frage nach den Erscheinungsformen der TB von Bedeutung sind, näher einzugehen, zumal da schon *Hohn* darauf hingewiesen hat.

Kontrastmittelnährboden: Auf dem gelben Einährboden heben sich die jungen TB-Kolonien durch ihre meist gelbliche Eigenfarbe oft nur wenig ab, weshalb *Hohn* ja auch die Lupenbeobachtung zum leichteren Auffinden der kleinsten Kolonien benutzt. *Schrader* empfiehlt aus dem gleichen Grunde, von jeder Untersuchung 2 Ei- und 1 Kartoffelröhrchen zu beimpfen.

Um eine nachträgliche Verumständlichung des von *Hohn* doch gerade zur Vereinfachung der diagnostischen TB-Züchtung angegebenen Methode zu vermeiden, halte ich den *Schrader* schen zweiten Nährboden nicht für erforderlich, zumal da ich beim Auffinden der doch nicht nur durch die Farbe, sondern auch durch ihre Erhebung über die Nährbodenfläche und die durch sie bewirkte Unterbrechung der spiegelnden Nährbodenoberfläche auffallenden TB-Kolonien keine Schwierigkeiten hatte.

Vielleicht wird aber durch Zusatz geeigneter *Kontrastmittel* zum Nährboden, die entweder den Nährboden färben oder aber die darauf wachsenden TB-Kolonien sich färben lassen, auch ein deutlicher Farbenunterschied von Kolonie und Nährboden und damit ein früheres und besseres Sichtbarsein der entstehenden TB-Kolonien ermöglicht. Hier sei nur kurz eine Feststellung mitgeteilt:

Auf Eiernährböden, dem sehr kleine Mengen (0,1—1,0% einer 1proz. Lösung) von *Kaliumtellurit* K_2TeO_3 zugesetzt sind, werden die TB-Kolonien grau, grauschwarz, gelegentlich und bei längerem Wachstum tiefschwarz; der Nährboden bleibt gelb oder gelbgrau. Kaliumtellurit als Nährbodenzusatz ist in der Bakteriologie nicht neu; es dient vor allem zur Proteusdiagnostik (z. B. bei der Fleckfieberforschung). Telluragar wurde von mir, außer zur Erkennung von Proteus, z. B. bei Ozaena, auch zur Unterscheidung „tellurpositiver" und „tellurnegativer" Kolonbakterienstämme und sog. „Kapselbakterien"-Stämme benutzt. Meine Untersuchungen über Tellur als Kontrastmittel in TB-Nährböden sind noch nicht abgeschlossen. Für den Zweck, die kulturelle TB-Diagnostik zu beschleunigen, besteht die Aufgabe darin, neben etwaigen anderen das Wachstum beschleunigenden und verbessernden Stoffen zum *Hohn*-Einährboden diejenige Konzentration eines Kontrastmittels, wie z. B. des Kaliumtellurits, zu finden, bei der eine dadurch bedingte frühere Sichtbarkeit kleinster Kolonien nicht durch eine damit verbundene verzögerte Wachstumsgeschwindigkeit vereitelt wird.

Obwohl demnach weitere Verbesserungen des Einährbodens in den beiden angegebenen Richtungen zu erstreben sind — Versuche habe ich mit Zusatz von Lebertran gemacht, die aber keinen Vorteil brachten —, sind auch mit dem bisherigen Verfahren und Nährboden nach *Hohn* bereits sehr befriedigende Ergebnisse zu erzielen.

Damit möchte ich ganz kurz noch eine letzte Frage streifen, das Verhältnis der neuen *TB-Züchtungsmethoden* nach *Löwenstein-Sumiyoshi* und nach *Hohn* zu dem beim Versagen des mikrospoischen Nachweises bisher üblichen *Tierversuch* (Meerschweinchenimpfung). Ich kann hier nur einige wenige Punkte der Frage berühren:

Es bedeutet eine Verkennung der Aufgabe der *Hohn*schen *Züchtungsmethode*, wenn man sie nur als Ersatz oder Ergänzung des Tierversuchs wertet und deshalb die Ausbeuteergebnisse der Züchtung *nur* mit dem Tierversuch vergleicht. Die *TB-Züchtung* soll weit über den Rahmen der aus mancherlei Gründen doch zahlenmäßig beschränkten Untersuchungen, die bisher durch Tierversuch angestellt wurden, als einfache *Laboratoriumsmethode* in der täglichen Untersuchungspraxis die *mikroskopische* Untersuchung ergänzen und auch selbstverständlich in den Fällen, wo Tierversuch besonders gewünscht ist oder angebracht erscheint, zur Beschleunigung der bakteriologischen Diagnosesicherung angewandt werden. In ihrer technisch unbeschränkten Anwendungsmöglichkeit und ihrer Überlegenheit gegenüber den Färbemethoden und dem *mikroskopischen* Nachweis liegt der Hauptwert der TB-Züchtung!

Es genügt, hier auf die Zahl (1085 Einzelproben) der im Kölner Hygienischen Institut in 12 Monaten angelegten Kulturen hinzuweisen. Diese Zahl hätte wegen der technischen Einfachheit der Methode noch beliebig erweitert werden können; während 1085 Tierversuche in 12 Monaten, oder selbst auch nur ein Mehr von 100, was der Zahl der durch positive Kultur gesicherten Proben entspräche, erhebliche Schwierigkeiten gemacht hätten. Daß auch der Arzt der freien Praxis und des Krankenhauses, der Gutachter für Heilverfahren u. a. die objektive Diagnosensicherung durch die TB-Züchtung als wertvolle *Erweiterung der mikroskopischen Untersuchung* und als rascher zum Ziel führende *Ergänzung des langsamen Tierversuchs* schätzt und sich ihrer als regelmäßige Untersuchungsmethode bedienen kann, beweisen die fast täglich beim Institut eingehenden Proben, bei denen diese TB-Kultur gewünscht wird.

Bei aller Anerkennung des *Tierversuchs* für die TB-Diagnostik, der seine Bedeutung für gewisse Fälle wohl behalten wird, sollte er aber in seiner Zuverlässigkeit nicht überschätzt und sollten seine Schwächen nicht verkannt werden. Diese liegen in seinem *zeitlichen Ablauf*, in seiner *Zuverlässigkeit* und in unvorhersehbaren *Zufällen*.

Auch *Fr. Schmidt* und *Sylla*, die den Tierversuch noch für die sicherste Nachweismethode halten, weisen doch auf den großen Zeitverlust und die Unbequemlichkeit dieses Weges hin. *Schrader* konnte aus mikroskopisch negativem Harn schon nach 15 Tagen TB-Kolonien auf Einährboden feststellen, während das gleichzeitig bei der Kulturanlage mit dem Harn infizierte Tier nach 40 Tagen noch lebte, bei dem dann die Sektion auch eine Tuberkulose ergab. Aber selbst wenn man die Impfungsmethoden von *Rabinowitsch-Kempner* und von *Jacobsthal* verwendet, die eine Abkürzung der Beobachtungszeit des Tierversuchs bezwecken, so wird man doch im Durchschnitt weder die niedrigen *Durchschnittswerte* für die Kulturdauer von $16^1/_3$ Tagen (*Hohn*), von $18^1/_3$ Tagen (*Fr. Schmidt*), oder von 22 bzw. 26 Tagen (*Sonnenschein*), noch in einzelnen Fällen die positiven *Frühergebnisse* (8 Tage bei *Hohn*, 9 Tage bei *Sonnenschein*) erreichen. Auch wird man kaum mit annähernder Gewißheit nach etwa 5—6 Wochen die Tierversuche als negativ dem Arzte mitteilen können, wie es die Bewertung der Züchtungsmethode gestattet.

Stanley Griffith fand bei 10 mit 1 mg TB-Kultur (Typus humanus) subcutan geimpften Meerschweinchen eine durchschnittliche Lebensdauer von $86^1/_2$ Tagen; bei 10 mit 1 mg Typus bovinus geimpften eine solche von $56^1/_2$ Tagen. Bei Versuchen *Langers* erreichten 10 mit TB geimpfte Meerschweinchen ein Durchschnittsalter von $3^1/_2$ Monaten! Bei Versuchen von *Dold* führten 0,5 mg Kultur-TB den Tod der Tiere an Tuberkulose innerhalb von 2—20 Wochen herbei. Gegenüber der Zeitspanne von 26 Tagen (9—35) bei meinen 178 TB-Kulturen hier bei *Dolds* Tierversuchen ein maximaler Zeitunterschied von 18 Wochen, also 126 Tagen. Von 20 gleichzeitig mit TB infizierten Meerschweinchen *Dolds* lebten nach 2 Monaten noch 13, nach 4 Monaten noch 10, nach 6 Monaten noch 6, nach 8 Monaten noch 3, nach 13 Monaten noch 1 Tier. Ganz besondere Beachtung verdient dieser von *Dold* experimentell erbrachte Beweis für die ganz verschiedene Widerstandsfähigkeit der einzelnen Meerschweinchen gegenüber den TB-Infektionen. Das 13 Monate nach der Infektion noch lebende, dann getötete Tier hätte sicher noch länger gelebt. Es hatte während der ganzen Zeit nicht an Gewicht verloren, sondern zugenommen und erschien ganz munter, obwohl die Sektion eine Tuberkulose der inneren Organe ergab. *Dold* hält deshalb experimentelle Versuche an kleinem Tiermaterial für wertlos, um nicht dem „Trug der kleinen Zahl" zu verfallen. Folgerichtig müßte also auch jedes TB-verdächtige Material, soweit ein Tierversuch angestellt wird, auf mehr als 1 Tier, etwa auf 3 Tiere, verimpft werden, entsprechend den 3 mit jedem Material beimpften Eiröhrchen, eine Forderung, die aber nur die praktische Massenanwendung des diagnostischen Tierversuchs noch mehr beschränken würde. Zur Züchtung legt man eben nicht nur ohne weiteres von jeder Probe mehrere Kulturen, meist 3, an — die auch nicht immer alle 3 gleichzeitig, gleichmäßig oder überhaupt Wachstum ergeben —, sondern man kann mit Proben vom selben Kranken erforderlichenfalls beliebig oft die Züchtung versuchen.

Aber nicht nur der Unterschied der *individuellen Widerstandsfähigkeit* des Meerschweinchens bedingt den oft sehr langsamen Versuchsablauf, sondern auch die Bakterienzahl, die *Massigkeit der Infektion* ist hierauf von größtem Einfluß: *Hahn* fand bei quantitativ abgestufter Tuberkuloseinfektion eine Verlaufsdauer der Meerschweinchentuberkulose bis zu 9 Monaten! Auch wir fanden bei diagnostischen Tierversuchen, daß in einzelnen Fällen erst nach 3—4 Monaten deutliche Krankheitserscheinungen eintraten und der Tod des Tieres erfolgte.

Dies zeigt, daß die schwankende Empfänglichkeit der Versuchstiere und die Abhängigkeit des Infektionsablaufs von der Bakterienzahl und -virulenz des Impfmaterials den Wert des Tierversuchs bei manchen dringenden und eiligen Fällen für eine rechtzeitige Therapie erheblich einschränkt, und daß der Versuchsausfall für die Diagnose oft nur noch historische Bedeutung haben kann.

Dies führt bereits zu der weiteren Frage nach der *Zuverlässigkeit des Tierversuchs.* Was diese angeht, so erwähnt *Engel* die Angaben von *Römer, Löwenstein* und *Sumiyoshi,* daß beim Menschen TB vorkommen, die für das Meerschweinchen nicht pathogen sind. „Menschen- und Tierpathogenität gehen durchaus nicht parallel" (*R. Meller*). Auch *Hohn* schreibt von Menschen-TB, die für Meerschweinchen apathogen sind. „Für das Kulturverfahren spricht ferner die Tatsache, daß es menschenpathogene Stämme gibt, die für Meerschweinchen apathogen sind und daher auf diesem Wege diagnostisch nicht erfaßt werden können" (*Fr. Schmidt,* C. f. B. 101).

Nach *J. Thöni* und *A. C. Thaysen* ist zum Zustandekommen der Meerschweinchenerkrankung eine gewisse Mindestzahl von Stäbchen, über 343, erforderlich; ausnahmsweise gelang einmal unter 40 Tieren die Infektion mit 71 TB. Scheint also einerseits eine gewisse Mindestzahl lebender und vermehrungstüchtiger Bacillen zum Haften der Infektion erforderlich, so können andererseits Täuschungen durch eine etwa vorhandene oder in der Beobachtungszeit eintretende Spontantub. des Versuchstieres (Stallinfektion) eintreten.

So fand *Freund* bei einem ungeimpften, an einer Pasteurella-Infektion eingegangenen Meerschweinchen einen tuberkulösen Primäraffekt, den er als Zeichen aerogener Spontaninfektion mit TB auffaßt.

Hiermit sind wir bereits bei der 3. Unvollkommenheit, den unvorhergesehenen, oft unvermeidbaren *Zwischenfällen,* die den Tierversuch unterbrechen und vorzeitig beenden, nachdem oft Material, immer aber Zeit unwiederbringlich verloren sind. Hierher gehören Stallseuchen unter den Tierbeständen! So starben nach den Angaben *Freunds* aus einem täglichen Bestand von 200—250 Meerschweinchen innerhalb 3 Monaten 226 Tiere, darunter waren innerhalb 2 Monaten 141 Todesfälle an Pasteurellose, 37 an Pneumokokkensepssis, 7 an Paratyphus.

Daß gerade zum TB-Versuch geimpfte Meerschweinchen leicht von derartigen Seuchen befallen werden, wie wir es mehrmals sehen mußten, und wie auch *Schrader* über das Verenden eines TB-Versuchstieres am 15. Tage an Pneumonie berichtet — während das *Hohn*-Züchtungsverfahren am 25. Tage positiv war! —, ist eine bedauerliche aber bekannte Tatsache. Auch in den Impfversuchen *Dolds* gingen von 2 Gruppen zu je 20 Meerschweinchen schon wenige Tage nach erfolgter Infektion mit TB ein gewisser Hundertsatz der Tiere an andersartigen, meist Pneumokokkeninfektionen ein, was *Dold* als das Manifestwerden eines latenten Mikrobismus oder als gesteigerte Empfänglichkeit für den betreffenden Seuchenerreger unter dem Einfluß des Impftraumas und der TB-Infektion auffaßt.

Diese kurzen Andeutungen mögen genügen, um zu zeigen, daß bei diesen Mängeln, die dem *Tierversuch* anhaften, die gleichzeitige Anlage von *TB-Kulturen* sehr wertvolle Dienste leisten kann. Während aber der Tierversuch, wie bisher, nur in einer doch beschränkten Zahl von Fällen zur Diagnose herangezogen wird, verdient das einfache Verfahren der *TB-Züchtung* ausgedehnteste Anwendung in der täglichen Praxis des Untersuchungsamts und des klinischen Laboratoriums! Hierdurch kann, wie meine Untersuchungen an 1085 Proben zeigten, für eine größere Zahl der Tuberkuloseverdächtigen Proben, wie Sputum, Harn, Eiter, Liquor, bei denen die mikroskopische Untersuchung versagt, die Diagnose der Tuberkulose durch die *Züchtung des Erregers* doch noch bakteriologisch objektiv sicher bewiesen werden.

Literaturverzeichnis.

Bisceglie und *Juhász-Schäffer*, Zeitschr. f. Immunitätsforsch u. exp. Therapie, Orig. 1926, Nr. 49, S. 251. — *Dold, H.*, Dtsch. med. Wochenschr. 1927, S. 12. — *Engel, W.*, Dtsch. med. Wochenschr. 1927, S. 1001. — *Freund*, Zeitschr. f. Hyg. u. Infektionskrankh. **106**, 627. 1926. — *Hahn*, Münch. med. Wochenschr. 1927, S. 348. — *Heim, L.*, Lehrb. d. Bakt. 6. u. 7. Aufl. 1922. — *Herrmann, Erika*, Zentralbl. f. Bakteriol., Parasitenk. u. Infektionskrankh., Abt. I, Orig. **102**, 169. 1927. — *Hohn, Jos.*, Zentralbl. f. Bakteriol., Parasitenk. u. Infektionskrankh., Abt. I, Orig. **98**, 460. 1926; Münch. med. Wochenschr. 1926, S. 609 und 2162; 1927, S. 1568. — *Jacobsthal, E.*, Dtsch. med. Wochenschr. 1926, S. 144. — *Löwenstein, E.*, Wien. klin. Wochenschr. 1925, Nr. 29, S. 804; 1927, Nr. 5; Wien. med. Wochenschr. **77**, Juni-Sonderh., S. 35. 1927. — *Müller, Reiner*, Münch. med. Wochenschr. 1909, S. 886. — *Pesch, K. L.*, und *Simchowitz*, Münch. med. Wochenschr. 1925, S. 1592. — *Schmidt, Fr.*, und *A. Sylla*, Zeitschr. f. Tuberkul. **45**, 370. 1926. — *Schmidt, Fr.*, Zentralbl. f. Bakteriol. Parasitenk. u. Infektionskrankh., Abt. I, Orig. **101**, 364. — *Schrader, G.*, Zentralbl. f. Bakteriol., Parasitenk. u. Infektionskrankh., Abt. I, Orig. **102**, 163. 1927; Med. Klinik 1927, S. 838. — *Sonnenschein, Curt*, Zeitschr. f. Laryngol., Rhinol. usw. 1926, S. 450; Zentralbl. f. Chir. **54**, 206. 1927; Münch. med. Wochenschr. 1927, S. 1540. — *Sumiyoshi*, Zeitschr. f. Tuberkul. **39**, 333 und **40**, 338. 1924.

Die Tuberkulinprobe in der Schule.

Von
Stadtarzt Dr. **Vonessen**, Köln.

(Eingegangen am 27. Juli 1927.)

Sowohl in der Tuberkulosefürsorgestelle wie in der Schularzttätigkeit ist eine systematische Tuberkulinprüfung unentbehrlich, um den heutigen Anforderungen der Tuberkulosebekämpfung gerecht zu werden. Tatsächlich sind denn auch in den letzten Jahren die Schulärzte mehr und mehr dazu übergegangen, alle Kinder, auch die klinisch unverdächtigen, einer Tuberkulinprüfung zu unterziehen. Gerade der Schularzt aber muß hierbei gewissen Bedenken in besonderem Maße Rechnung tragen. Denn er untersucht ja wahllos und ohne Ausnahme alle, auch die scheinbar gesunden Kinder seiner Schule, während in die Fürsorgestelle nur Kranke oder Krankheitsverdächtige aus eigenem Antrieb kommen bzw. von den Eltern gebracht werden. Letztere erklären sich also schon durch den Besuch der Fürsorgestelle mit den dort üblichen ärztlichen Untersuchungsmethoden stillschweigend einverstanden oder machen doch auf Befragen nie Schwierigkeiten gegen eine Untersuchung, deren Notwendigkeit man ihnen auseinandersetzt. Anders ist es in der Schule. Um so wichtiger ist es hier, nur solche Tuberkulinproben zu wählen, welche in der Art der Anwendung wie in der Reaktion frei von unangenehmen Begleit- und Folgeerscheinungen sind. Jede Verletzung der Haut, jeder, auch kleine Schmerz erschwert nach vielfachen Erfahrungen die systematische Durchführung der Tuberkulinprüfung in der Schule sehr. Selbst die Pirquetsche Hautprobe, die wir früher in der Schule anwandten (vgl. Beitr. z. klin. Tuberkul. 49, H. 3. 1922), ist für diese Massenuntersuchung nicht geeignet. Weniger die oberflächliche Hautabschürfung, die ja immer ein wenig schmerzhaft ist, als vielmehr der psychische Insult durch den Anblick des Instrumentes und das Ausglühen desselben bringen bei gewissen Kindern mit labiler Psyche leicht unerwünschte Reaktionen in Form von wirklichen oder vorgetäuschten Ohnmachtsanfällen u. dgl. hervor, und die Eltern sind dann leicht geneigt, gegen die Fortsetzung der Untersuchung Einspruch zu erheben, auch wenn sie vorher damit einverstanden waren. Daher sind wir mit vielen anderen in den letzten Jahren dazu übergegangen, in der schulärztlichen Tätigkeit nur noch die percutane Tuberkulinprobe nach *Moro* anzuwenden, um alle störenden Zwischenfälle möglichst zu vermeiden. Allerdings findet man mit dieser Probe nicht unbeträchtlich weniger positive Resultate als mit der Pirquetprobe. Daher nahm man vielfach mit großer Bereitwilligkeit die von *Hamburger* und *Stradner* angegebene Modifikation, das Percutantuberkulin, ein maximal eingedicktes Alttuberkulin, auf, welches eine höhere Zahl positiver Einreibungen als die gewöhnlich benutzte diagnostische Morosche Salbe erwarten ließ. Auch wir wandten seit Anfang 1926 bei den Tuberkulinprüfungen in der Schule das Percutantuberkulin an. Wir verwandten dabei nicht das in den Höchster Farbwerken hergestellte

Präparat, sondern ließen je nach Bedarf in der hiesigen städtischen Hospital- und Wohlfahrtsapotheke Alttuberkulin bis zur Gewichtskonstanz im Wasserbad eindampfen. Im letzten Jahr wurden rund 3200 Schulkinder eines geschlossenen Vorortbezirks mittels dieses eingeengten Alttuberkulins untersucht. Um das Eindringen des Tuberkulins in die Haut zu erleichtern, wurde die von *Widowitz* empfohlene gründliche Abreibung der Haut mit Äther der Einreibung vorausgeschickt. Von Ausnahmefällen abgesehen, wurde die Einreibung stets auf der Beugefläche des Unterarms unterhalb des Ellbogengelenks vorgenommen, und zwar auf einem nicht über fünfmarkstückgroßen Bezirk. Über die Ergebnisse dieser Prüfung, die noch nicht abgeschlossen sind, soll hier nicht näher berichtet werden, sondern lediglich über mehrere unerwünscht heftige Reaktionen. Nachdem in allen anderen Schulen des Bezirks die Untersuchung ohne auffällige Beobachtungen durchgeführt worden war, ereigneten sich in der letzten Schule anfangs Februar d. J. 2 beunruhigende Zwischenfälle.

Wilhelm F., 12 Jahre alt, schwächlich gebauter Junge in schlechtem Ernährungszustand. Mutter angeblich an Tuberkulose gestorben. Früher beiderseitige Mittelohreiterung, seit Jahren trocken und ohne akute Erscheinungen. Lunge auscultatorisch und perkutorisch o. B. Röntgenoskopisch im rechten Hilus grober Kalkherd, kleinere Kalkherde im linken Hilus. Am 2. II. 1927 Hauteinreibung, wie oben angegeben. Am 4. II. Tuberkulinprobe mäßig stark positiv. Am 9. II. wird mir der Schüler vorgestellt, da er seit dem vorhergehenden Tage ein entzündetes Auge habe. Es fand sich eine phlyktänuläre Bindehautentzündung des linken Auges. Unter der üblichen Behandlung ging die Entzündung in den nächsten 8 Tagen völlig zurück. Jedoch zeigte sich gleichzeitig ein Wiederaufflackern der alten beiderseitigen Mittelohrentzündung, die wochenlang anhielt.

Hilde A., 10 Jahre alt, kräftig gebautes, gut genährtes Mädchen. Mutter an Psychose gestorben. Stiefmutter seit 3 Jahren lungenkrank. Das Kind war deshalb schon seit Jahren in laufender Beobachtung, ohne daß jemals irgendwelche Krankheitszeichen festzustellen waren. Auch heute ergibt die Lunge keinen krankhaften Befund außer mehreren erbsengroßen Schattenflecken in der beiderseitigen Hilusgegend. Am 3. II. 1927 Hauteinreibung in der Schule, wie oben angegeben. Am 5. II. Reaktion sehr stark positiv. Am 8. II. wird mir das Kind von dem besorgten Vater zugeführt. Das Kind hat auf der Bindehaut des linken Auges 2 Phlyktänen. Während die Erkrankung auf dem linken Auge zurückging, traten am 14. II. 2 Randphlyktänen am rechten Auge auf, nach weiteren 5 Tagen wiederum 2 Phlyktänen am linken Auge. Anfang März ist die Entzündung abgeheilt.

Wenn wir zunächst geneigt waren, ein zufälliges Zusammentreffen anzunehmen, so konnte man doch bei der Art des Verlaufs der beiden Fälle einen ursächlichen Zusammenhang mit der Tuberkulinprobe nicht von der Hand weisen. Das eine Kind (Fall 2) bei mehrjähriger Beobachtung immer frei von irgendwelchen Krankheitserscheinungen, das andere Kind seit Jahren ohne frische Krankheitszeichen. Bei beiden Kindern im unmittelbaren Anschluß an die Tuberkulinprobe heftige phlyktänuläre Bindehautentzündung, im einen Fall auch ein Rezidiv einer alten Mittelohrentzündung. Man kann nicht umhin, anzunehmen, daß bei den beiden offenbar hochtuberkulinempfindlichen Kindern das stark konzentrierte Tuberkulin diese heftige Reaktion ausgelöst hat. Es kommen eben gelegentlich bei der oben beschriebenen Anwendungsweise doch so große Mengen Tuberkulin zur Resorption, daß bei hochempfindlichen Kindern Reaktionen der von uns beobachteten Art und Heftigkeit sich ereignen können.

Wenn auch unter der großen Zahl von Einreibungen nur 2 mal derartige unangenehme Reaktionen gesehen wurden, so möchten wir doch — im Gegensatz zu *Hamburger* (Münch. med. Wochenschr. 1922, Nr. 48) — nach dieser Erfahrung das Percutantuberkulin nicht mehr für die Anwendung bei Schuluntersuchungen des Schularztes vorbehaltlos empfehlen. Jedenfalls sollte man das Perkutantuberkulin in der Schule erst in zweiter Linie anwenden. Führt man zunächst die Einreibung mittels Moroscher Salbe durch, so ist zu erwarten, daß die hochtuberkulinempfindlichen Kinder schon bei dieser Probe positiv reagieren. Bei den negativen wird man dann immer noch das stärker konzentrierte und eine größere Wirkung versprechende Percutantuberkulin anwenden können.

Gerade für die Schule erschien uns die Forderung, unerwünscht heftige Reaktionen soweit irgend möglich zu vermeiden, so wichtig, daß wir diese Einzelbeobachtung den in gleicher Richtung arbeitenden Kollegen nicht vorenthalten wollten.

Die Kölner Tuberkulosefürsorge.

Von

Stadtarzt Dr. Courage.

Zur gleichen Zeit, da die Heilstätte Rosbach ihr erstes Vierteljahrhundert vollendet, blickt die Fürsorgestelle für Lungenkranke auf eine 20 jährige Tätigkeit zurück. Dieser Unterschied zwischen den beiden dem gleichen Ziel mit verschiedenen Mitteln zustrebenden Einrichtungen ist charakteristisch für die gesamte Entwicklung der Tuberkulosebekämpfung überhaupt: Zuerst das Bestreben die an Tbc. Erkrankten zu heilen, erst mit fortgeschrittener Erkenntnis des Wesens der Erkrankung und der Wege zu ihrer Bekämpfung tritt das *vorbeugende* Moment in dem Abwehrkampf ein. Diese Entwicklung, die allerorts zu beobachten ist, ist für Köln von *Vonessen* (Zeitschr. f. Schulgesundheitspflege u. soz. Hygiene 1925, H. 7 u. 8) ausführlich geschildert worden. Die städtische Armenverwaltung ließ sich in Verbindung mit privaten Kreisen schon in den 90er Jahren des vorigen Jahrhunderts die Sorge für die Lungenkranken angelegen sein. Die Gründung des Vereins zur Verpflegung Genesender im Jahre 1894, um erkrankten oder gefährdeten Erwachsenen Erholungskuren zu verschaffen, und des Kölner Heilstättenvereins (1899), welche zur Errichtung der Lungenheilstätte Rosbach im Jahre 1902 führte, die jährliche Entsendung von 40—60 „tuberkulosegefährdeten" Kindern in ein Solbad und von 400 Kindern in Ferienkolonien, sowie später (1906) die Errichtung der städtischen Walderholungsstätte für (80) Männer sind ein Ausfluß dieses Strebens. Aber schon Ende der 90er Jahre gesellten sich vorbeugende Bestrebungen hinzu, welche im Jahre 1904 zur Gründung einer „Wohlfahrtsstelle für Lungenkranke" führten; diese wurde im Jahre 1907 von der Armenverwaltung losgelöst und als „Fürsorgestelle für Lungenkranke" dem ärztlichen Dezernenten unterstellt.

Seither sind 20 Jahre planmäßigen Wirkens, bestimmt durch den Geist des Gründers und ersten ärztlichen Leiters Professor Dr. *Krautwig*, dessen wir heute mit besonderem Dank gedenken, verflossen.

Über Organisation und Arbeitsweise der Fürsorgestelle ist früher (vgl. oben) schon berichtet worden. Es soll daher in folgendem nur eine Zusammenstellung der Leistungen und Arbeitsergebnisse der Fürsorgestelle gegeben werden.

Die Tab. 1 unterrichtet über die durchgeführten wichtigsten Fürsorgemaßnahmen. Hierzu sind noch einige Erläuterungen notwendig.

Die Zahl der ärztlichen Untersuchungen ist dauernd gestiegen, ein Beweis für das wachsende Vertrauen, dessen sich die Fürsorgestelle bei der Bevölkerung

wie bei der praktizierenden Ärzteschaft erfreut. Nachstehend ist für die letzten
Jahre das Ergebnis der ärztlichen Untersuchungen verzeichnet:

	1924	1925	1926
Offene Lungentuberkulose	719	1036	1555
Ansteckungsfähige Lungentuberkulose	3043	2324	2393
Geschlossene Lungentuberkulose	2931	5241	4510
Verdacht auf Lungentuberkulose	3338	4245	4963
Tuberkulose sonstiger Organe	88	166	37
Nichttuberkulöse Erkrankungen der Atmungsorgane	2682	2087	1746
Erkrankungen sonstiger Organe	2418	1202	633

Von den Untersuchten waren:

	1924	1925	1926
Erwachsene	13991	15501	16124
Jugendliche	2896	3080	2808
Schulkinder	9873	8991	9833
Kleinkinder	1460	1668	1803

Nicht eingerechnet in die obigen Untersuchungszahlen sind die Vor- und
Nachuntersuchungen der in Heilstätten und Erholungsheime entsandten Kinder.

Von den in Fürsorge stehenden Lungenkranken waren:

	1924	1925	1926
Erwachsene	5169	5395	6195
Kinder	263	308	232

(Die Differenz mit den Angaben der Tab. 1 ist dadurch bedingt, daß gelegentlich in *einer* Familie mehrere Lungenkranke sich befanden.)

Diese in laufender Fürsorge stehenden Lungenkranken hatten:

	1924	1925	1926
Nachgewiesene offene Tuberkulose	978	874	966
Ansteckungsfähige Tuberkulose	3236	3112	2764
Geschlossene Tuberkulose	1218	1717	2697

Fürwahr, eine beachtliche Zahl von Lungenkranken, die da fortlaufend mit
Fürsorgemaßnahmen bedacht wird! Und doch sind noch keineswegs alle für-
sorgebedürftigen Lungenkranken erfaßt. Dies zeigt folgende Angabe:

Die Fürsorgestelle ist gleichzeitig auch Meldestelle nach dem preußischen
Gesetz zur Bekämpfung der Tbc. Im folgenden ist zusammengestellt, wie viele
der in Köln an Tbc. Gestorbenen bereits vor dem Tode der Fürsorgestelle bekannt
und gemeldet waren.

	Zahl der Todesfälle an Lungen-Tbc.	Hiervon vor dem Tode der Fürsorgestelle bekannt
1924	744	396 = 50,38 %
1925	681	442 = 64,90 %
1926	618	440 = 71,20 %

Man erkennt hieraus das erfreuliche Anwachsen der Zahl der schon zu Leb-
zeiten der Fürsorgestelle bekannten Tuberkulösen. Die der Fürsorgestelle
nicht bekannten sind nach unseren Feststellungen meistens solche, die auf Grund
ihrer sozialen Verhältnisse einer Fürsorge nicht bedürftig waren. Natürlich
müssen auch sie der Fürsorgestelle gemeldet werden, wenn auch eine eigentliche
laufende Fürsorge bei ihnen nicht durchgeführt zu werden braucht. Immerhin
müssen wir die in obigen Zahlen zum Ausdruck kommende wachsende Mitarbeit
der praktizierenden Ärzteschaft freudig anerkennen.

In welchem Umfange hat man nun den der Fürsorgestelle bekannten Kranken
zu helfen bzw. der Weiterverbreitung ihrer Krankheit entgegenzuwirken gesucht?

Die wichtigste Maßnahme ist die Isolierung der offenen und ansteckungsfähigen
Kranken. Nur in einem Teil der Fälle und fast immer nur vorübergehend läßt
sich dieser Zweck durch Entfernung des Kranken aus der Familie (Unterbringung
in Krankenhaus, Invalidenhaus oder Heilstätte) erreichen. Meist muß eine
verhältnismäßige Absonderung des Kranken von seinen Angehörigen innerhalb
der Familie erstrebt werden. Dies geschieht durch Bereitstellung eines Bettes
(Bettschirmes) für den Kranken und durch Gewährung von Mietzuschüssen
seitens der Fürsorgestelle, um das Zumieten eines eigenen Wohn- und Schlaf-
raumes für den Kranken zu ermöglichen, zumindest aber das Zusammenschlafen
von Kranken und Gesunden in *einem* Bett zu verhindern. Wie oft dies durch die
in Tab. 1 ausgewiesene Gewährung von Mietbeihilfen und Betten ermöglicht
wurde, ergibt die nachstehende Zusammenstellung:

Von den offenen und ansteckungsfähigen Lungenkranken hatten

	1924	1925	1926
ein eigenes Bett	3063	2905	2935
„ Bett gemeinsam mit Erwachsenen	988	958	690
„ „ „ „ Kindern	163	123	105
„ eigenes Zimmer	1354	1216	1205
„ Zimmer gemeinsam mit Erwachsenen	1955	1859	1670
„ „ „ „ Kindern	905	911	855

Man sieht, daß der Erfolg unserer Bestrebungen noch sehr zu wünschen
übrigläßt. Die Ursache liegt in den beklagenswerten Verhältnissen auf dem
Wohnungsmarkt, welche meist die Beschaffung einer ausreichend großen Wohnung für die Familie der Lungenkranken unmöglich machen. Es wird dies von
uns um so härter empfunden, als wir vor dem Kriege in dieser Hinsicht viel
bessere Zustände aufzuweisen hatten. Dabei müssen wir anerkennen, daß das
Wohnungsamt unseren begründeten Wünschen immer soweit als möglich ent-
gegenzukommen bemüht ist.

Tabelle 1. *Übersicht über die Tätigkeit der Fürsorgestelle für Lungenkranke in Köln in den
20 Jahren ihres Bestehens.*

Im Durchschnitt der Jahre	Zahl der								
	ärztl. Untersuchungen	der in Fürsorge genommenen Familien	gewährten Mietbeihilfen	gelieferten Betten	bewilligten Heilstättenkuren f. Erwachsene	bewilligten Landkuren f. Erwachsene	bewilligten Heilstättenkuren f. Kinder	bewilligten See-, Sol- u. Erholungskuren f. Kinder	ausgeführten Desinfektionen
1907—1910	37 825	1320	1293	627	77	89	—	551	3281
1911—1913	48 532	2070	1672	358	140	228	87	842	2458
1914—1918	51 776	3398	3407	322	275	411	282	4736	5067
1919—1923	98 942	4812	2371	533	277	824	531	15526	5565
im Jahre 1924	28 220	5432	455	310	175	250	278	4993	1130
„ „ 1925	29 240	5703	583	353	211	238	154	5282	1224
„ „ 1926	30 568	6427	594	330	194	156	201	5128	1217

Es ist die Regelung getroffen, daß vor Wohnungszuteilung an wirklich oder
angeblich Lungenkranke das Urteil der Fürsorgestelle eingeholt und soweit als
möglich darnach verfahren wird. Tatsächlich ist durch dieses Entgegenkommen
des Wohnungsamtes in den letzten Jahren erreicht worden, wenigstens die

schlimmsten Fälle von Wohnungselend, besonders bei neu in die Fürsorge ge-
nommenen Familien, zu sanieren. Aber die Ansprüche einer rationellen Tbc.-
Bekämpfung hinsichtlich der Wohnungszuteilung zu befriedigen, ist trotzdem
nicht möglich, da einfach die Gesamtlage des Wohnungsmarktes dies nicht
zuläßt. Die in großer Zahl geschaffenen neuen Wohnungen kommen leider wegen
des hohen Preises nur selten für unsere Lungenkranken in Frage.

Daß die Wohnungsverhältnisse auch die Sterblichkeit, besonders der Kinder,
an Tbc. ungünstig beeinflussen, geht aus den weiter unten aufgeführten Statistiken deutlich hervor.

Um so wichtiger ist daher die Wohnungspflege, die Erziehung zu Sauberkeit
und vernünftiger Wohnungsbenutzung, die Aufklärung des Lungenkranken und
seiner Angehörigen über hygienisches Verhalten zur Verhütung der Ansteckung,
eine Aufgabe, der sich unsere Fürsorgerinnen mit rastlosem Eifer immer von
neuem unterziehen.

Nicht unerwähnt bleiben dürften hier die im Jahre 1914 geschaffenen
Wohnhäuser für Lungenkranke. An der Peripherie der Stadt liegen an zwei
verschiedenen Stellen 2 Wohnhäuser mit je 4 abgeschlossenen Wohnungen,
deren jede aus 3 bzw. 4 Räumen besteht und einen Hof nebst Stallung und Garten
umfaßt. Die Mieter übernehmen die Verpflichtung, die Wohnung nach den
Anweisungen der Fürsorgestelle zu benutzen, so daß die angestrebte Isolierung
des kranken Familienmitgliedes gewährleistet ist. Die hiermit gemachten Erfahrungen sind recht günstig und rechtfertigen ein Weiterschreiten auf dem
begonnenen Wege. Jedoch haben bisher Kriegs- und Nachkriegsverhältnisse
den Ausbau dieses ersten Versuches in Köln verhindert.

Bei den Heilstätten- und Landkuren für Erwachsene in Tab. 1 sind nur die
von der Fürsorgestelle in Verbindung mit dem Verein zur Verpflegung Genesender
durchgeführten Kuren gezählt. Darüber hinaus werden jährlich sehr viele Heil-
und Erholungskuren von den Krankenkassen und der Landesvesicherung selb-
ständig durchgeführt. Hierbei muß jedoch erwähnt werden, daß die Fürsorgestelle gleichzeitig die vertrauensärztliche Nachuntersuchungsstelle für die bei
der L. V. A. beantragten Kuren ist. Infolgedessen gehen alle Kuranträge aus
der Stadt Köln und ihrem näheren Umkreis durch die Hand und die ärztliche
Nachprüfung der Fürsorgestelle. Diese Einrichtung ist für alle Beteiligte von
großem Vorteil: Die Heilstätten erhalten nur gesiebtes Krankenmaterial,
die L. V. A. spart Kosten für unnötige Kuren, die Fürsorgestelle erfährt frühzeitig die ihr bisher etwa entgangenen Kranken und kann sie bzw. ihre Familien
in Fürsorge nehmen, die Kranken endlich sind gewiß, daß für sie die ihrem Zustand am besten angepaßte Kur vorgeschlagen und durchgeführt wird.

Wir glauben die mit dieser Einrichtung gemachten Erfahrungen als durchaus
befriedigend und günstig bezeichnen zu dürfen. Ja, wir haben oft Gelegenheit,
den großen Vorteil zu beobachten, den die durch die Nachuntersuchungsstelle
gegangenen Patienten gegenüber den dieser Nachuntersuchung entbehrenden
Patienten von hiesigen Krankenkassen und der Reichsversicherungsanstalt für
Angestellte haben. Eine Ausdehnung dieser erprobten Einrichtung in Form
einer engeren Zusammenarbeit mit *allen* Sozialversicherungsträgern wäre daher
dringend zu wünschen.

Die Durchführung der Kinderheil- und -erholungskuren ist nur dadurch in dem in Tab. 1 beschriebenen Umfange möglich, daß sich die Stadtverwaltung, die Kölner Krankenkassen und die L. V. A. zur gemeinsamen Hilfsaktion zusammenschlossen (1921) und die Kosten gemeinsam tragen.

Der Anteil der einzelnen Kostenträger geht hervor aus Tab. 2.

Tabelle 2. *Aufwendungen der Fürsorgestelle in Köln von 1907—1926.*

Im Durchschnitt der Jahre	Gesamtauf-wendungen	Davon				Beteiligung	
		Miet-beihilfen	für Heil-stätten u. Landkuren	für Stärkungs-mittel	für Betten usw.	der L. V. A. an den Gesamtauf-wendungen	der Kran-kenkassen an den Gesamtauf-wendungen
1907—1910	243 573	94 245	52 236	42 758	22 717	600	—
1911—1913	441 984	134 373	138 902	83 540	16 652	1 600	4 872
1914—1918	1 348 903	298 142	498 046	132 836	31 939	11 000	18 347
1919—1923	5 296 645	253 151	2 113 265	136 904	129 413	2 000	141 529
Im Jahre 1924	1 067 138	64 247	663 624	34 995	19 419	1 500	204 340
„ „ 1925	1 215 503	59 970	812 255	34 994	19 720	2 000	314 942
„ „ 1926	1 189 906	60 000	811 700	35 000	20 000	2 500	286 993

Unbefriedigend ist das Ergebnis der Bemühungen, Schwerlungenkranke in Invalidenheime unterzubringen.

Dagegen gelingt es in einem beträchtlichen Teil der Fälle, Kranke wenigstens vorübergehend in einem Kölner Krankenhaus unterzubringen. Darüber findet sich im statistischen Jahrbuch der Stadt Köln 15. Jahrgang, folgende Angabe:

Im Jahre 1925 wurden in den Krankenanstalten behandelt (Zugänge) wegen:

	absolut			auf 1000 Kranke
	männlich	weiblich	insgesamt	überhaupt
Skrofulose	37	42	79	1,30
Lungentuberkulose	1475	1391	2866	47,33
Tuberkulose anderer Organe .	391	396	787	13,00

Vergleicht man hiermit die obigen Angaben über die Zahl der in Fürsorge stehenden Kranken, so muß man sagen, daß doch ein erheblicher Prozentsatz der Tbc-Kranken wenigstens zeitweise im Krankenhaus ist und hier nicht nur zweckmäßige Behandlung zur Besserung des Leidens erfährt, sondern gleichzeitig auch als Infektionsquelle für seine Angehörigen ausgeschaltet ist.

In demselben Jahr (1925) sind von insgesamt 681 gestorbenen Lungentuber-kulösen 375 = 55% im Krankenhaus gestorben. Auch ein beachtliches Ergebnis der Fürsorgearbeit; denn von der Gesamtzahl der Sterbefälle 1925 entfielen 41% auf die Krankenanstalten. Ähnliche Zahlen sind auch früher angegeben worden; so starben im Jahre 1912 56% der Lungenkranken im Krankenhaus.

Sehr lehrreich und in mancher Hinsicht richtungweisend für die Arbeit der Fürsorgestelle ist sodann die Statistik über den Verlauf der Tbc.-Sterblichkeit in Köln in den letzten Jahrzehnten (Tab. 3, zusammengestellt vom statistischen Amt der Stadt Köln). Die Tabelle gibt Sterbeziffern an Tbc. überhaupt sowie speziell an Lungentubc. für die einzelnen Altersklassen an, und zwar sowohl die absoluten Zahlen wie auch die Prozentzahlen der Tbc.-Sterbefälle zu der Ge-samtsterbeziffer der betreffenden Altersklasse, ferner die Tbc.-Sterbeziffer auf 10 000 Einwohner und zum Vergleich hiermit die Tbc.-Sterbeziffer im Reich,

Tabelle 3. *Sterblichkeit an Tuberkulose nach Altersgruppen in Köln.*

Kalender-jahr	Tuberkulose aller Organe								Darunter *Lungen*tuberkulose								Preußen	
	Alter in Jahren						Zu-sammen	Auf 10000 Ein-wohner	Alter in Jahren						Zu-sammen	Auf 10000 Ein-wohner	Sterbe-fälle über-haupt	Auf 10000 Lebende
	0 bis 1	über 1 bis 15	über 15 bis 30	über 30 bis 60	über 60 bis 70	über 70			0 bis 1	über 1 bis 15	über 15 bis 30	über 30 bis 60	über 60 bis 70	über 70				
1912	41	148	273	382	74	12	930	17,48	7	47	249	353	69	11	736	13,83	59911	14,58
1913	26	141	290	386	58	15	916	16,83	8	35	246	345	52	11	697	12,80	56861	13,65
1914	30	156	315	475	75	22	1073	16,83	7	38	281	428	67	15	836	13,12	58577	13,87
1915	33	192	340	490	75	29	1159	17,84	6	54	312	452	71	24	919	14,15	61006	14,45
1916	30	197	343	477	70	23	1150	17,58	5	62	298	440	60	29	894	13,66	66544	15,76
1917	32	274	412	621	110	37	1486	22,90	6	101	377	550	93	28	1155	17,80	87032	20,52
1918	24	300	699	801	146	40	2010	31,32	5	125	617	737	125	29	1638	25,52	97581	23,00
1919	28	268	578	682	177		1733	27,5							1347	21,36	85996	21,54
1920	39	164	425	488	129		1245	19,0							960	14,75	59788	15,80
1921	35	135	435	464	128		1197	17,9	nicht mehr besonders gezählt						985	14,89	52407	13,48
1922	41	139	436	420	148		1184	17,1							951	13,7	54305	14,25
1923	51	144	527	496	141		1359	19,8							1094	15,5	58876	15,26
1924	31	125	380	354	91		981	14,1							794	11,4	46144	12,24

gleichfalls bezogen auf 10 000 Einwohner. Der Unterschied zwischen den Kölner Zahlen und dem Reichsdurchschnitt tritt deutlich hervor, jedoch ist dies nicht etwa für Köln charakteristisch, sondern gilt für die meisten Großstädte. Darauf soll hier nicht näher eingegangen werden, und die Tabelle soll hier überhaupt nicht völlig ausgeschöpft, sondern nur hinsichtlich einiger praktisch besonders wichtiger Punkte betrachtet werden. Das anhaltende Absinken der Tbc.-Sterblichkeit vor dem Kriege, das Ansteigen im Krieg, das Schwanken in der Nachkriegszeit und das auf den ersten Blick überraschend starke Absinken in den letzten Jahren tritt deutlich hervor. Man könnte danach schon versucht sein, die Tbc.-Gefahr für endgültig überwunden zu halten. Aber diese Schlußfolgerung ist sicher unberechtigt und verfrüht. Gerade das Schwanken der Sterblichkeitskurve in der Nachkriegszeit zeigt, daß hier noch keineswegs ein Ruhezustand eingetreten ist, sondern jederzeit aus dem augenblicklichen Wellental wieder ein Wellenberg werden kann. Zudem ist es ja aber auch keineswegs statthaft, allein aus der *Sterblichkeit* Rückschlüsse auf den Gesundheitszustand der Bevölkerung zu ziehen. Die tägliche Beobachtung in der Fürsorgestelle zeigt denn auch deutlich, daß wir noch weit entfernt sind von einer endgültigen Besserung. Insbesondere schwere frische Fälle von Tbc.-Erkrankungen, besonders im jugendlichen Alter, begegnen uns, entgegen den Erwartungen bei der günstigen Sterbeziffer, überraschend häufig. Aber die Sterblichkeitsstatistik selbst gibt uns den sicheren Hinweis, daß übertriebene Hoffnungen durchaus unberechtigt sind: Es fällt nämlich auf, daß die Abnahme der Tbc.-Sterblichkeit bei den Klein- und Schulkindern nicht vorhanden ist. Sie ist gegen früher gestiegen und hält sich auf einer auffälligen Höhe! Gerade dieser Umstand gibt für die Weiterentwicklung der Tbc.-Morbidität und -mortalität Anlaß zu ernster Sorge, nicht nur für unsere Kinder, sondern für die ganze Bevölkerung. Denn der gestiegenen Sterblichkeit der Kinder wird nach einer gewissen Zeit mit größter Wahrscheinlichkeit ein erneutes Ansteigen der gesamten Tbc.-Sterblichkeit folgen. Es gilt also im Abwehrkampf nicht locker zu lassen, sondern im Gegenteil die Vorbeugungsmaßnahmen auszubauen und zu vermehren!

Daß hierbei die Wohnungsfrage von ausschlaggebender Bedeutung sein wird, sei hier nur kurz, aber nachdrücklich betont. Weiter wird auch eine den fortgeschrittenen Erkenntnissen der Tbc.-Entstehung und -verbreitung (vgl. die lehrreichen Ausführungen hierzu von *Kieffer*!) Rechnung tragende planmäßige Erfassung der Tbc.-Kranken in den ersten Anfangsstadien (systematische Untersuchungen — insbesondere mittels Röntgenverfahrens — der gesamten Bevölkerung nach *Redeker*) den endgültigen Erfolg gewährleisten. Eine umfangreiche und schwierige, aber sicher dankbare Aufgabe für die Fürsorgestelle in der nächsten Zukunft.

Von Interesse ist in diesem Zusammenhange die nachstehende Statistik über Tbc.-Sterblichkeit der ehelichen und unehelichen Säuglinge: Es starben an Tbc. in Köln

	eheliche Säuglinge		uneheliche Säuglinge	
	absolut	auf 1000 eheliche Lebendgeborene	absolut	auf 1000 uneheliche Lebendgeborene
1920	29	2,01	10	4,14
1921	25	1,84	10	5,18
1922	28	2,21	13	7,13
1923	35	3,24	16	10,23
1924	22	1,93	9	5,96
1925	15	1,28	3	1,91

Daß wir uns bei unserer Arbeit möglichst vieler Helfer und Mitarbeiter versichern, ist klar. Oben wurde schon das verständnisvolle Entgegenkommen des Wohnungsamtes gegenüber den Erfordernissen der Tbc.-Bekämpfung erwähnt. Auch die Säuglings- und Kleinkinderfürsorge, vor allem aber die Schulkinderfürsorge arbeiten aufs engste mit der Fürsorgestelle Hand in Hand. Der Umstand, daß die Stadtärzte gleichzeitig auf den verschiedenen Gebieten der Fürsorge arbeiten, gewährleistet eine reibungslose Zusammenarbeit. Alle verdächtigen oder als tuberkulös erkannten Kinder werden der Fürsorgestelle zugeführt. Insbesondere erweist sich hier von Wichtigkeit die planmäßige Anwendung der Tuberkulinprobe (Hauteinreibung mittels Moroscher Salbe) seitens der Schul- und Fürsorgeärzte. Diese (schwache) Tuberkulinprobe ist zwar vielleicht wissenschaftlich nicht befriedigend, insofern als schärfere und exaktere Proben (Subcutan- und Intracutanproben) noch mehr Kinder als infiziert feststellen würden, aber für die praktische Arbeit reicht sie vollständig aus, jeden-

falls ist in der Fürsorge die Anwendung von Proben, die gelegentlich heftigere
Allgemein- oder Lokalreaktionen auslösen könnten, durchaus untunlich. In
welchem Umfange bei unseren Schulkindern eine tuberkulöse Ansteckung nachweisbar ist, erhellt aus den an anderer Stelle mitgeteilten Untersuchungen von
Kieffer und bisher unveröffentlichten Untersuchungen von *Vonessen*. Letzterer
fand im Jahre 1926 bei planmäßiger Untersuchung sämtlicher Schulkinder seines
Stadtarztbezirks mittels einmaliger Tuberkulinhauteinreibung positiv reagierend

	Knaben			Mädchen			Insgesamt		
6jährig .	95 von	316	= 30,0 %	54 von	259	= 20,8 %	149 von	575	= 25,9 %
7 „	86 „	237	= 36,0 %	59 „	131	= 30,9 %	145 „	428	= 34,0 %
8 „	62 „	165	= 37,5 %	49 „	132	= 37,0 %	111 „	297	= 37,3 %
9 „	76 „	161	= 45,0 %	82 „	168	= 48,8 %	158 „	336	= 47,0 %
10 „	70 „	161	= 43,0 %	74 „	169	= 43,8 %	144 „	330	= 43,6 %
11 „	97 „	174	= 55,5 %	74 „	181	= 40,9 %	171 „	355	= 48,1 %
12 „	134 „	222	= 60,0 %	99 „	180	= 55,0 %	233 „	402	= 57,9 %
13 „	125 „	215	= 58,0 %	143 „	246	= 58,0 %	268 „	461	= 58,0 %

In allen Kölner Schulen wird jetzt systematisch bei den Schulanfängern
beginnend eine derartige Untersuchung auf Tbc. durchgeführt, der dann bei
positivem Ergebnis die Röntgenuntersuchung in der Fürsorgestelle folgt. Die
Ergebnisse, über welche *Kieffer* berichtet hat, rechtfertigen diese Untersuchung
nach jeder Richtung hin und geben ein Vorbild für die sytematische Arbeit, die
notwendig ist.

Ein lehrreiches Einzelbeispiel der Notwendigkeit des Zusammenwirkens
der einzelnen Fürsorgezweige und aller beteiligten Stellen überhaupt sei hier
angeführt:

E. V., 19 Jahre alt, Hausangestellte in einem Kindergarten, erkrankte Ende August
1927 an „Rachenbronchitis". Anfang Oktober wurde von dem behandelnden Arzt ein Heilverfahren beantragt. Die Patientin wurde auf Veranlassung der L.V.A. am 7. X. 1927 ver-
trauensärztlich untersucht. Es fand sich eine offene, vorwiegend rechtsseitige, kavernöse
Phthise, die Krankenhausbehandlung und einen künstlichen Pneumothorax erforderlich
machte. Zur Zeit befindet sich die Pat. in Heilstätte. Eine Meldung des Falles durch den
behandelnden Arzt war *nicht* erfolgt. Die Durchprüfung der von der Pat. betreuten Kinder
auf Tuberkulineinreibung ergab ein geradezu *erschreckendes* Resultat:

Von 29 Knaben   reagierten 26 positiv = 89,65 %
„ 25 Mädchen   „   22   „   = 88,00 %

während durchschnittlich etwa 13,7 % tuberkulöse positive Kinder in den Kindergärten
angetroffen werden.

Die Untersuchungen ob und wieweit diese Kinder bereits tuberkulös erkrankt, sind
noch nicht abgeschlossen, jedoch soll hierüber später berichtet werden.

Wenn auch, wie schon angedeutet, noch nicht alle Wünsche in dieser Hinsicht erfüllt sind, so muß doch hier anerkannt werden, daß die Kölner praktischen
Ärzte sich zum weitaus größten Teil mit Verständnis und Interesse an der
Fürsorgearbeit beteiligen. Wir stellen dies um so lieber fest, als wir auf eine
weitere Förderung durch die praktizierenden Ärzte hoffen.

Endlich darf aber auch die umfassende segensreiche Tätigkeit des städtischen
Wohlfahrtsamtes und der Stadtverwaltung für die unterstützungsbedürftige
Bevölkerung nicht unerwähnt bleiben, die sowohl direkt wie natürlich auch in-
direkt der Tbc.-Bekämpfung zugute kommt. Nachstehend sei auch der Gesamt-

aufwand der Stadt Köln für die öffentliche Wohlfahrtspflege und die Krankenhauspflege in den letzten Jahren mitgeteilt:

	Absolut	Auf den Kopf der Bevölkerung
1924	21 407 180 RM.	30,87 RM.
1925	38 682 154 „	54,96 „

Auch die private Wohlfahrtspflege hat uns immer in der Betreuung unserer
Lungenkranken nach besten Kräften unterstützt.

Der dankenswerten finanziellen Unterstützung unserer Bestrebungen durch
die Sozialversicherungsträger ist bereits oben und in Tab. 2 gedacht.

Ihnen und allen, die an unserem Werk zur Hebung der Gesundheit und
Wohlfahrt unserer Bevölkerung mitgearbeitet, gebührt unser aufrichtiger Dank
und unsere Bitte, uns auch in Zukunft zu helfen. Dann wird es an Erfolg nicht
fehlen!